JN085774

切り取り線で切り取り、折ってご活用ください

山折り　山折り　山折り　切り取り線

せん妄?認知症?と思ったら

医療者のための認知症対応シート

認知症 plus 院内対応と研修　付録

日本看護協会出版会

OPEN

Step 0　せん妄かも?

Check!【本人に聞いてみよう】
- □混乱した
  （頭にもやがかかったようで考えられない、集中できない）
- □病院にいるかどうか分からなくなった

Check!【観察しよう】
- □注意力の低下（視線があわずにキョロキョロしている、話の内容に集中できない）
- □会話がまとまりなく、話しがそれていく

など、入院前と様子が異なる症状が見られる場合

↓

「せん妄の確認」

【確認方法】
- □脱水
- □薬（睡眠導入薬や抗不安薬）
- □感染（呼吸器、尿路感染、褥瘡）

↓

「せん妄の治療を進める」

Step 3　入院時からはじめる　患者の意向を尊重した退院支援

step 3-1　入院前の様子を具体的に確認しよう!
- □キーパーソン・主介護者の確認
- □好きなこと・嫌いなこと
- □入院前、自宅や施設ではどのように過ごしていたか
- □治療を進めるうえで予測されること、対応した方がよいこと

IADLの確認
- □内服・持参薬の確認
  （飲み間違い、飲み忘れ、頓用は使えていたか）
- □食事の準備、買い物、金銭管理
- □電話をかける、洗濯・掃除できるか
- □独りでバスや電車を利用できるか

step 3-2　退院にむけて確認しておきたいこと
- □患者の意向（退院後の生活イメージなど）
- □退院後に予測される問題点
- □家族の支援状況（日中独居になる?）
- □服薬管理（服薬確認・支援）
- □緊急時の対応が自分でできるか
  （発熱時、痛みが悪化した時）
- □食事の準備　□脱水の予防法

step 3-3　退院支援体制を整えよう!
- □介護保険の申請等考慮
- □専門機関の受診調整
  （認知症疾患医療センター、精神科、神経内科）

つなごう!
- □家族、介護者、外来担当医、在宅医、訪問看護への情報提供とケアの引き継ぎ
- □誰に何の情報を引き継ぐのがよいのかみんなで確認しよう
- □入院前の状況と現在の状況
- □認知症、せん妄の状況（症状、対応）
- □BPSDのケアで工夫したこと
- □観察を続けた方がよいケアなど
  （副作用、服薬継続方法等）
- □患者家族の病状理解
- □家族の支援体制

＼ 必見! ／

「認知機能障害に配慮をした基本的コミュニケーション・スキル」

1 環境
- □静かで落ち着いた環境
- □人声や物音、TVなどが気にならないかどうか確認
- □外からの光や反射、照明がまぶしくないか確認
- □案内やメモは目につくところにおく
- □ルート類は気にならない?

2 声をかける
- □視野に入って声をかける
- □正面から声をかける
- □目線は低く
- □アイコンタクトをとる
- □普段よりも一歩前で
- □目線をつかんでから話を始める
- □顔を隠さない
- □影のかからないように

3 会話
- □会話は短く具体的に
- □ゆっくり、はっきり
- □話題は一つずつ
- □大事なところは繰り返す
- □ゆっくり待つ（10秒ルール）
- □話をさえぎらない

谷折り　谷折り　谷折り　切り取り線

Step 1　身体機能の低下・せん妄を予防しよう

	観察項目	ケア
低栄養・脱水	□食事・飲水量（実際に確認） □体重変化 □口唇、舌、腋窩の乾燥、皮膚のハリ （脱水の有無、摂食の障害） □口腔のトラブル・嚥下・義歯・かみ合わせ □食事の食べ方（注意がそれる、気が散る、蓋を取らない、はしやストローが使えない、トレイ上に物が複数あると集中できない） □食事中居眠りしてしまう	□食事・飲水を具体的に進める （食べられる形態の工夫） □注意がそれる場合、食事に集中できるようカーテンを閉める □食べ始めを介助する（声をかける・はしやフォークを持たせる、唇につけてみる、匂いをかいでもらう） □義歯を入れ、かみ合わせの調整 （クッション材等） □口腔内を清潔に保つ
痛み	〈痛みを観察から評価しよう〉 □【表情】眉をしかめる、険しい表情、歯をくいしばる、顔が引きつる □【視線】視線がおよぐ、凝視する、遠くを見つめる、泣く、目をつむる □【うめき声】「いたた」「うう」「いたい」などうめく、叫ぶ □【身体】ある部位を守ろうとする、動かすことを拒否、こわばった姿勢 □【自律神経反応】血圧・脈拍の変化、発汗、頻呼吸 □【その他】興奮、攻撃的、人や物をつかんではなさない	□本人の困りごとを直接確認する □痛みの部位・強さを具体的にたずねる □定期的な鎮痛薬の使用 （頓用は使えない危険性がある） □鎮痛薬以外の鎮痛方法を検討 ●安楽な体位の工夫　●マッサージ　●足浴 ●手浴　●温罨法　●冷罨法　●気分転換 ●リラクセーション
便秘	□排便のリズム（経過表で確認） □腹部の張りや圧痛などの症状を確認 □腸蠕動音を確認	□水分摂取を促す　□腹部マッサージ □トイレを促す　□整腸剤・便秘薬の調整
薬剤	□使用している薬 （ベンゾジアゼピン系薬剤の使用の有無） □アドヒアランス不良	□せん妄のリスクのある薬剤を見直す □せん妄の対症療法（抗精神病薬）を検討 □飲み心地を確認
環境	□難聴・視覚障害 □夜の睡眠状況を確認する □1日の生活リズムの確認 □夜間頻尿	□日中離床を進める　□夜間眠れる環境の調整 □時計・カレンダーを置く　□就寝前のトイレ誘導 □点滴を日中にまとめる □リアリティ・オリエンテーション

Step 2　認知機能障害（中核症状）を意識したケア

	観察項目	ケア
注意	□ちょっとした物音で中断する	□静かで落ち着いた環境 □視線を合わせてから声をかける
実行機能 計画・予測・比較	【本人・家族に聞く】 □段取りを組むことが苦手になる □今までできていた家事や作業に時間がかかる □買い物が独りでできなくなる （買い忘れ、同じ品を買ってくる、お釣りの計算ができない） □新しい場所に行ったときに混乱する Check!【観察】 □食事時、はしなどを適切に使って自主的に食べられますか？ □排泄時、一連の動作を順序立ててできますか？ □シャワー・リモコン・電話などの道具を使えますか？	□分かりやすい環境 ●あらかじめ時間を予告をする ●ケアの時は先に声をかけてからケアをはじめる ●家族やペットなどの写真を置く □行動をうながすように声をかける □最初のきっかけとなる動作を手伝う □一度に複数のことをするような複雑な作業は避ける □選択肢は簡単にわかりやすく（二択にする） □言語以外のメッセージにも気を配る （家族にサポートを依頼する）
記憶	【本人・家族に聞く】 □物を置いた場所を忘れる □薬を飲み忘れる・飲んだことを忘れてしまう □聞いたこと・したことを忘れる □重要な約束をすっぽかしてしまう Check!【本人に聞く】 □担当医の説明、治療スケジュールを覚えていますか？ □入院してからの期間はどのくらいですか？	□一日のスケジュールを見えるところに置く □リアリティ・オリエンテーションの実施 □日々使用する物は置く場所を固定する □親しみを感じている、なじみのある持ち物を置く □忘れない工夫を本人・家族と相談 （見えるところにメモをおく、など） □間違いや失敗を指摘しない・否定しない
社会的認知	□まわりの様子を把握したり配慮したりできる？ （場の雰囲気、状況など） □同じ服を着続ける	□会話は具体的に分かりやすく □表情やしぐさも観察（非言語的な表現に注意）
視空間認知	□部屋を間違える、ベッドに頭と足を逆に寝る □便座にうまく座れない	□照明を明るくする・床の反射を減らす □コントラストをつける　□空間：目印をつける
言語	□代名詞が多い（「あれ」、「それ」など）	□要点は書いて説明する　□メモや図を使う

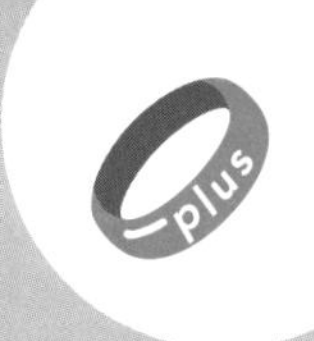

認知症plus 院内対応と研修

ケアのポイントを短時間で効果的に学ぶプログラム

小川朝生 編

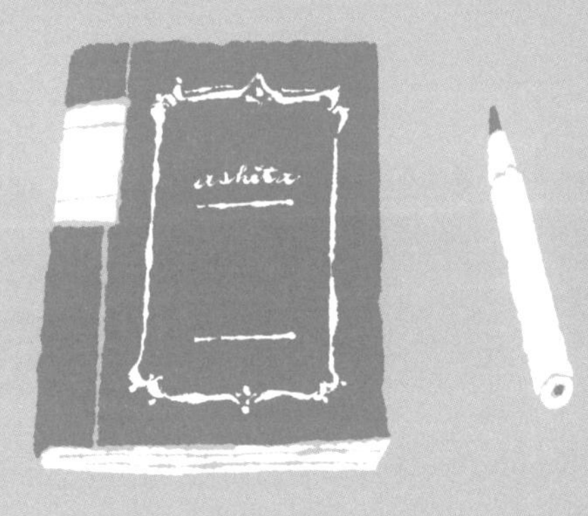

日本看護協会出版会

執筆者一覧

編集

小川　朝生　国立がん研究センター 先端医療開発センター精神腫瘍学開発分野 分野長 / 医師

執筆（執筆順）

小川　朝生　前掲

田中　久美　筑波メディカルセンター病院 副院長兼看護部長 / 老人看護専門看護師

井上真一郎　岡山大学病院精神科神経科 助教 / 医師

東谷　敬介　市立札幌病院看護部看護課 / 精神看護専門看護師

榎戸　正則　国立がん研究センター東病院精神腫瘍科 / 医師

谷向　　仁　京都大学大学院医学研究科 人間健康科学系専攻先端作業療法学講座 准教授 / 京都大学医学部附属病院緩和医療科 / 医師

上村　恵一　国家公務員共済組合連合会斗南病院精神科 科長 / 医師

木野美和子　筑波メディカルセンター病院 専門副看護部長 / 精神看護専門看護師

はじめに

高齢者の増加にあわせて、どの臨床現場でも高齢者の診療の占める割合が高くなってきています。高齢者医療には、慢性多疾患の併存する状態への対応が求められます。そのなかには、循環器疾患や代謝疾患への対応もありますが、同様に医療者のスキルアップが求められるものに認知症対応があります。

認知症ケアは、在宅や介護施設のイメージが強くあります。しかし、認知症の人が安心して地域で過ごすためには、住まいの場だけではなく、体調を崩した場合でも、適切な認知症に対する支援が提供されることが重要です。海外では、認知症施策の柱の一つとして、一般急性期医療における認知症ケアの推進が掲げられてきました。日本においても、新オレンジプランに始まり、認知症施策推進大綱において、一般急性期医療における医療従事者への認知症に関する研修の推進が取り組まれるに至りました。主として看護職を中心に、認知症に関する教育研修が都道府県を中心に進められています。また、実践を担う認知症ケアチームの設置も取り組まれています。

しかし、教育研修を受けた方、認知症ケアチームのメンバーより、「院内の教育をどのように進めて良いか分からない」「教育をしたいが資材作りが大変」との相談を受けることがでてきました。たしかに、一般急性期医療における認知症ケアは、在宅や介護施設と異なり、身体疾患の治療上の問題への対応、特に痛みなどの苦痛に気づく、身体機能・精神機能の低下を予防する取り組みを行うなど、急性期ならではの課題があります。しかし、その課題をどう伝えるかに関する情報が不足している問題がありました。

私たちは、国立研究開発法人日本医療研究開発機構（AMED）等の援助を得て、一般急性期医療における現状を評価するとともに、その問題を解決するための教育資材の開発を進めてきました。特に、多忙な一般・急性期病院では、医療安全等で求められる研修の量も膨大であり、長時間をかけてじっくりと取り組むことは難しいのが現状です。その中で少しでも効果的に行うべく、行動科学の手法を取り入れ、行動変容を促す工夫を取り入れていました。

本書が皆様の臨床の負担の軽減に何らかのお役にたてれば幸いです。

2021年6月

国立がん研究センター 先端医療開発センター 精神腫瘍学開発分野
小川　朝生

目　次

p.147「認知症ケアの知識テスト（研修前／研修後）」解答

1）× 2）○ 3）○ 4）○ 5）× 6）× 7）○ 8）○ 9）× 10）○ 11）×
12）○ 13）× 14）○ 15）○ 16）○ 17）× 18）× 19）× 20）○ 21）×
22）× 23）○ 24）× 25）○ 26）○ 27）× 28）×

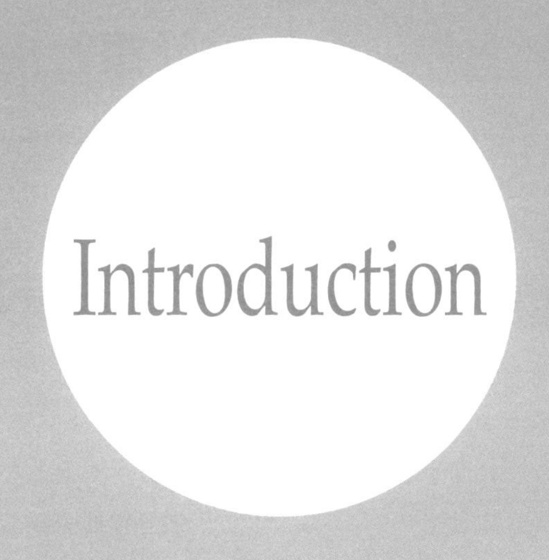

「認知症ケアに関する教育プログラム」の概要

Introduction
1 「認知症ケアに関する教育プログラム」の目標と構成

「認知症ケアに関する教育プログラム」の目標

本書で紹介する急性期病院の医療職を対象とした「認知症ケアに関する教育プログラム」（以下、本教育プログラム）は、一般病院における認知症ケアに関する教育を効果的に進め、アウトカムの改善を目指して構築された。本教育プログラムでは、一般急性期医療における認知症ケアについて「急性期（一般）病院において、認知症の人が入院したとしても、身体機能・精神機能を落とすことなく、地域社会に戻ることができること」に目標を設定している。これを実現する方法としては、急性期医療の現場では「1. 身体機能を維持する：日常生活動作（ADL）維持」「2. 精神機能を維持する：せん妄予防、行動・心理症状（BPSD）予防」「3. 円滑な退院支援：再入院を予防する」の3点を挙げられる。

そこで、本教育プログラムでは表1を達成目標として、①疼痛コントロールの重要性、②脱水、栄養管理、③睡眠や便秘の予防などの基本的なケアの確認、④コミュニケーション・意思決定支援、⑤退院支援を、入院から治療、退院にかけて一連の動きを追いながら確認できる構成となっている。

研修会の内容

多忙な急性期医療の現場では、研修に割く時間にも限りがある。本教育プログラムは、認知症ケアチームへのインタビューに基づき、プログラム自体を軽くして1日で修了できるようにするなど、教育を実施する者が現場に応じて調整しやすいように工夫されている（表2）。

チェック Part7 認知症ケアの研修に活用できる教材・資料

研修会で活用する資料はPart7にまとめているので、ここからは資料を参照しながら読み進めていただきたい。

1. オリエンテーション（5分）

本教育プログラムの全体の目標やタイムスケジュールなどを共有する。

表1 「認知症ケアに関する教育プログラム」の目標

①認知機能障害とそれに伴う本人の苦痛を知る ②身体機能・精神機能維持のために、身体症状（痛み）の管理、せん妄の予防の重要性を理解できる ③意思決定支援の基本姿勢を知る

表2 本教育プログラムの構成

オリエンテーション 5分
講義60分+アセスメントシートの紹介 15分
グループワーク 40分 認知機能障害の気づきと対応
ロールプレイ 50分 認知機能障害に合わせた治療上の支援・コミュニケーション
動画視聴（認知症症状対応のモデル） 15分
振り返り・アンケート調査・全体討論

2. 講義「急性期医療における認知症ケア」（60分）

急性期医療における認知症ケアについて、国の施策から一般病棟でのケアの実際までを概観する。

【講義内容】

- 認知症の発見
- せん妄の予防・発見・対応
- 認知機能障害に配慮をした身体管理
  - 疼痛
  - 栄養管理・脱水の予防
  - 服薬管理
  - セルフケア支援
- 認知症を考慮した退院調整
- 認知機能障害に配慮をしたコミュニケーション
- 認知機能障害に配慮をした治療同意・意思決定支援

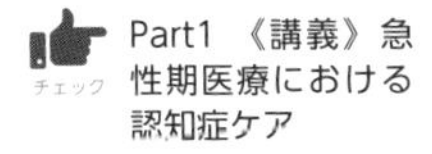
チェック Part1《講義》急性期医療における認知症ケア

講義の内容、進め方についてはPart1で解説する。

3. アセスメントシート『医療者のための認知症対応シート』の紹介（15分）

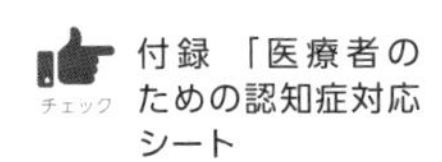
チェック 付録「医療者のための認知症対応シート

筆者らが作成したアセスメントシート『せん妄？ 認知症？と思ったら 医療者のための認知症対応シート』（以下、『あんちょこ』）の内容と活用方法について紹介する。このシートはStep 0～Step 3で構成されており、現場ですぐ活用できるポケットサイズになっている。

【アセスメントシートの内容】
Step 0　せん妄かも？
Step 1　身体機能の低下・せん妄を予防しよう
Step 2　認知機能障害（中核症状）を意識したケア
Step 3　入院時からはじめる患者の意向を尊重した退院支援
必見！　認知機能障害に配慮をした基本的コミュニケーション・スキル

それぞれのStepを行う順番を入院経過（時系列）に沿って記載し、認知症状とその症状への対応策のつながりを確認できる。

アセスメントシートは本書の付録として掲載しているので、切り取って活用していただきたい。

内容と活用方法については、Part2で解説する。

4. グループワーク「認知機能障害の気づきと対応」（40分）

一般病院における認知症対応の問題点として、医療スタッフが認知症に気づかないことが多いことが挙げられる。認知症であっても診断がついていないことがほとんどであり、せん妄を発症することで、ようやく認知症の存在が認識される。そのため、グループワークでは「認知症に気づくポイントを知る」ことを目標としている。

グループワークでは8人程度を1組として、認知機能障害がある患者のシナリオについて「Q1　認知症を疑う兆候は？」「Q2　このケースで予想される病棟での問題と対応は？」を議論する（図1）。グループワークの進め方は表3に示す。

具体的な内容についてはPart3で解説する。

チェック Part3《事例検討》認知機能障害の気づきと対応

5. ロールプレイ「認知機能障害に合わせた治療上の支援・コミュニケーション」（50分）

急性期医療の現場では、認知症状と身体疾患・治療の関係性は不明確なことが多く、問題行動は「認知症の行動・心理症状（BPSD）」と画一的に捉えられ、痛みなど身体的な症状が評価されにくい。そこで、ロールプレイでは「問題行動に隠れた身体的な問題を見逃さない」ことを目標としている（図2）。アセスメントシートを使う練習であって、ロールプレイの看護師役の看護ケアを評価するものではないことに注意が必要である。

模擬看護場面のシナリオは「医療者用情報」と「患者用情報」があり、

学習目標 ： 入院時からの認知機能低下への支援方法の探索

シナリオ
【症例】75歳 男性 胃がん術前
【現病歴】
2カ月前より心窩部痛あり。近医受診。当院外科を紹介受診。手術適応と判断され入院となった。
【現症】BT:36.5℃ HR:80/分…
【入院時の様子】
入院の書類一式を持参しておらず、書類のことを尋ねても思い出せない……

Q１ 認知症を疑う兆候は？
Q２ このケースで予想される病棟での問題と対応は？

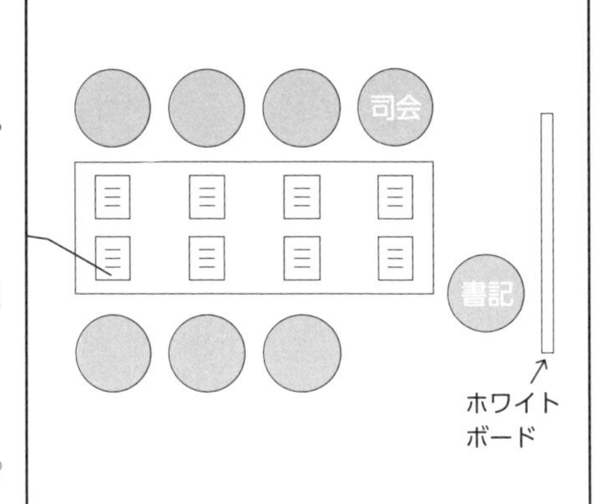

図１ グループワークの内容（40 分）

表３ グループワークの進め方

■グループワークの方法
●８人程度でグループ（うち２人は司会と書記）をつくる。
●認知機能低下が疑われる事例について「Q1 認知症を疑う兆候は？」「Q2 このケースで予想される病棟での問題と対応は？」を議論する。

■グループワークの時間配分（40 分）
●オリエンテーション ５分
●趣旨の説明、グループ分け、事例提示
●グループワーク 25 分
●全体共有 10 分

■グループワークのポイント
●エピソードと関係する認知機能障害はアセスメントシートを参考にする。
●一つのエピソードに関係する認知機能障害を複数挙げてもよい。
●グループワーク開始前に司会、書記、発表者を決めておく。
●発表者は全体共有の際にグループ内の意見を集約して発表する。
●建設的な発言を心がける（唯一の正解を導き出すのではなく、案を出す）。

■グループワークの目標
●面談や事前の情報からどのような認知機能障害が疑われるか評価できたか。
●認知機能障害によって起こる身体治療の問題を予想できたか。
●その問題への対応・ケアをどれだけ思いついたか。

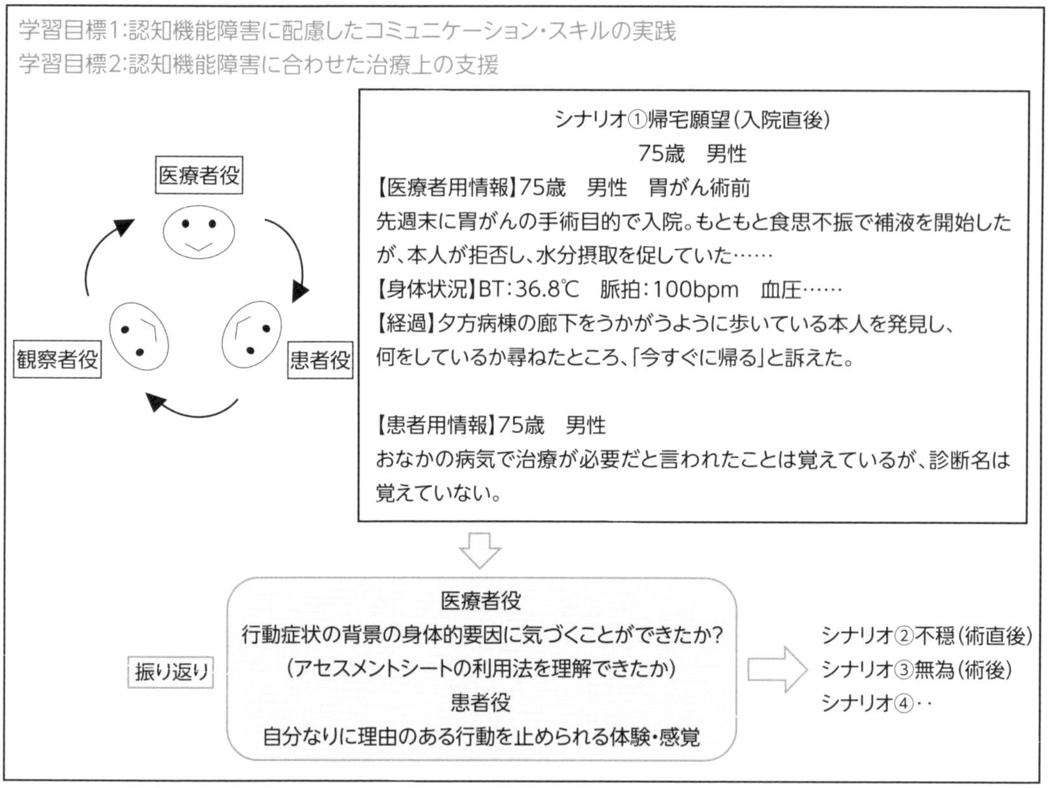

学習目標1:認知機能障害に配慮したコミュニケーション・スキルの実践
学習目標2:認知機能障害に合わせた治療上の支援

医療者役
観察者役
患者役

シナリオ①帰宅願望(入院直後)
75歳　男性
【医療者用情報】75歳　男性　胃がん術前
先週末に胃がんの手術目的で入院。もともと食思不振で補液を開始したが、本人が拒否し、水分摂取を促していた……
【身体状況】BT:36.8℃　脈拍:100bpm　血圧……
【経過】夕方病棟の廊下をうかがうように歩いている本人を発見し、何をしているか尋ねたところ、「今すぐに帰る」と訴えた。

【患者用情報】75歳　男性
おなかの病気で治療が必要だと言われたことは覚えているが、診断名は覚えていない。

振り返り
医療者役
行動症状の背景の身体的要因に気づくことができたか?
(アセスメントシートの利用法を理解できたか)
患者役
自分なりに理由のある行動を止められる体験・感覚

シナリオ②不穏(術直後)
シナリオ③無為(術後)
シナリオ④・・

図2　ロールプレイの内容(50分)

看護師役は前者、患者役は後者を使って演じる。終了後に看護師役はどんな背景を意識したか、患者役はどんな気持ちで演じたかを述べ、観察者(オブザーバー)がフィードバックする。

ロールプレイは看護師役、患者役、観察者役の3人が1組となって行う。ロールプレイの進め方は表4に示す。

具体的な内容については、Part4、Part5、Part6で解説する。

チェック Part 4 《ケアの実践》認知機能障害に合わせた治療上の支援、コミュニケーション
Part 5 《ケアの実践》認知機能障害を意識した退院支援
Part 6 《解説》身体拘束の最小化を目指した認知症ケア

6. 動画視聴「認知症症状対応のモデル」(15分)

通常、グループワークとロールプレイで知識の共有は図れるが、対応のモデルを提示したほうがよい場合には、あくまでも一つの例として動画を視聴するオプションもある。

7. 振り返り・アンケート調査・全体討論

本教育プログラムの研修会の有用性や、研修による認知症ケアへの自信や知識の変化を評価するためにアンケートを行う。アンケートの内容についてはPart7にまとめて掲載する。

チェック Part7　認知症ケアの研修に活用できる教材・資料

表 4　ロールプレイの進め方

■ロールプレイの方法

●メンバー 3 人で 1 組のグループをつくる。

●参加者全員（看護師役、患者役、観察者役）がそれぞれに配布されたロールプレイの用紙に記載されている順番に沿って行う。

●症例は 3 パターンあり、パターン①から順番に 3 パターン行う。

●演じる時はシナリオを置く。

■ロールプレイの時間配分（1 パターン）

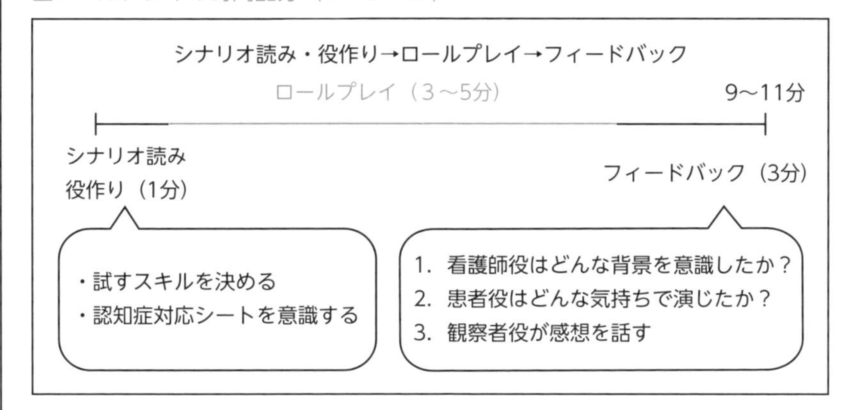

■看護師役のルール

●自分の担当患者として対応。

●アセスメントシートを使ってアセスメントを行う。

●意識するコミュニケーション・スキルを決め、試す。

□会話は短く具体的に　□大事なところは繰り返す　□ゆっくり、はっきり

□ゆっくり待つ　□話題は 1 つずつ　□話をさえぎらない

●ロールプレイ終了後に、その後どのような観察やケアが必要と考えたかを述べる。

■患者役のルール

●設定どおりに患者役を演じる（性別は自分の性別にして演じる）

●ロールプレイが成功するかどうかは演技にかかっているので、熱演を心がける。

■観察者役のルール

●看護師役のアセスメント・対応を見ながら、要点を押さえられているかを確認する。

■フィードバック

●看護師役をやって感じたことを述べる。

●患者役として感じたことを述べる。意識して演じた認知症の症状について述べる。

●オブザーバーとして、「ねらい」がどのようなものであったかを伝え、フィードバックする。

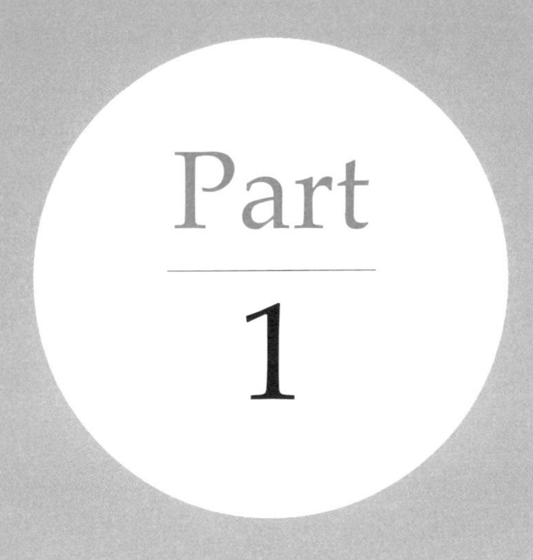

《講義》

急性期医療における認知症ケア

この章では

この章では、講義「急性期医療における認知症ケア」で研修担当者が解説する内容とポイント、進め方について解説する。60分の講義内容だけではなく、急性期医療の認知症ケアで押さえておくべき内容について、研修担当者自身も振り返ることができる。

解説に関連したスライドは各項目の最後に掲載しているので、参照しながら講義のポイントを確認していただきたい。本文中の該当箇所には、脚注に「スライド番号　タイトル」を示している。

なお、本章で紹介するスライドは、平成27年度 厚生労働省老人保健事業推進費等補助金「歯科医師、薬剤師、看護師および急性期病棟従事者への認知症対応力向上研修 教材開発に関する研究事業」報告書より引用している。より詳しい解説が知りたい方は、下記ホームページより同報告書を参照していただきたい。

看護職員認知症対応力向上研修テキスト
(平成27年度　厚生労働省老人保健事業推進費等補助金（老人保健健康増進等事業分）　歯科医師、薬剤師、看護師および急性期病棟従事者への認知症対応力向上研修 教材開発に関する研究事業　看護職員分科会編．2016.）

https://ham-ken.com/wp/?page_id=1026
合同会社 HAM 人・社会研究所ホームページ

Part 1

1 わが国の認知症施策

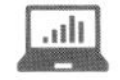
スライド1
認知症施策の方向性について

ここでは、わが国の一般急性期医療における認知症ケアの立ち位置について解説する。

海外においては、急性期医療における認知症ケアは認知症施策の柱の1つである。わが国においては、急性期医療における認知症対応について、厚生労働省が2012年に公表した「認知症施策推進5か年計画」(旧オレンジプラン)では扱われていなかったことから、対応の途上にある。

2015年に改定された新オレンジプランでは、認知症の容態に応じた適時・適切な医療・介護等の提供の中の1つとして扱われ、認知症対応力向上研修等が進められている(表1-1)。重要なことは、認知症に関する施策は認知症の人、家族の視線を重視して行われている点である。一般病院においても、認知症の人の本人目線に立った対応が求められる。新オレンジプランは、認知症施策推進大綱に引き継がれ、進められている(図1-1)。

一般病院における認知症

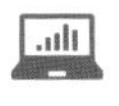
スライド2
認知症の影響(一般病院)

一般病院において、認知症併存状態がどのような影響を与えるのかについて解説する。

表1-1 新オレンジプランの概要

厚生労働省は「認知症の人の意思が尊重され、できる限り住み慣れた地域のよい環境で自分らしく暮らし続けることができる社会の実現を目指す」ことを基本的考え方として、2012年に公表した「認知症施策推進5か年計画」を改め、2015年に「新オレンジプラン(認知症施策推進総合戦略)」を策定した。新オレンジプランは以下の7つの柱に沿った具体的な施策を示している。

①認知症への理解を深めるための普及・啓発の推進
②認知症の容態に応じた適時・適切な医療・介護等の提供
③若年性認知症施策の強化
④認知症の人の介護者への支援
⑤認知症の人を含む高齢者にやさしい地域づくりの推進
⑥認知症の予防法、診断法、治療法、リハビリテーションモデル、介護モデル等の研究開発及びその成果の普及の推進
⑦認知症の人やその家族の視点の重視

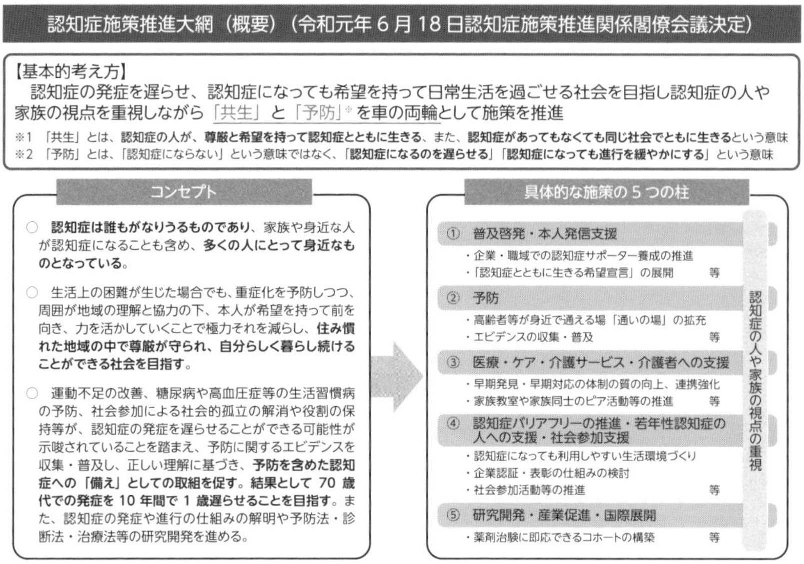

認知症施策推進大綱（概要）（令和元年 6 月 18 日認知症施策推進関係閣僚会議決定）

【基本的考え方】
　認知症の発症を遅らせ、認知症になっても希望を持って日常生活を過ごせる社会を目指し認知症の人や家族の視点を重視しながら「共生」と「予防」※を車の両輪として施策を推進

※1 「共生」とは、**認知症の人が、尊厳と希望を持って認知症とともに生きる**、また、**認知症があってもなくても同じ社会でともに生きる**という意味
※2 「予防」とは、「認知症にならない」という意味ではなく、「**認知症になるのを遅らせる**」「**認知症になっても進行を緩やかにする**」という意味

コンセプト

○ **認知症は誰もがなりうるものであり**、家族や身近な人が認知症になることも含め、**多くの人にとって身近なものとなっている。**

○ 生活上の困難が生じた場合でも、重症化を予防しつつ、周囲が地域の理解と協力の下、本人が希望を持って前を向き、力を活かしていくことで極力それを減らし、**住み慣れた地域の中で尊厳が守られ、自分らしく暮らし続けることができる社会を目指す。**

○ 運動不足の改善、糖尿病や高血圧症等の生活習慣病の予防、社会参加による社会的孤立の解消や役割の保持等が、認知症の発症を遅らせることができる可能性が示唆されていることを踏まえ、予防に関するエビデンスを収集・普及し、正しい理解に基づき、**予防を含めた認知症への「備え」としての取組を促す。結果として 70 歳代での発症を 10 年間で 1 歳遅らせることを目指す。**また、認知症の発症や進行の仕組みの解明や予防法・診断法・治療法等の研究開発を進める。

具体的な施策の 5 つの柱

① 普及啓発・本人発信支援
・企業・職域での認知症サポーター養成の推進
・「認知症とともに生きる希望宣言」の展開　等

② 予防
・高齢者等が身近で通える場「通いの場」の拡充
・エビデンスの収集・普及　等

③ 医療・ケア・介護サービス・介護者への支援
・早期発見・早期対応の体制の質の向上、連携強化
・家族教室や家族同士のピア活動等の推進　等

④ 認知症バリアフリーの推進・若年性認知症の人への支援・社会参加支援
・認知症になっても利用しやすい生活環境づくり
・企業認証・表彰の仕組みの検討
・社会参加活動等の推進　等

⑤ 研究開発・産業促進・国際展開
・薬剤治験に即応できるコホートの構築　等

認知症の人や家族の視点の重視

図 1-1　認知症施策推進大綱（概要）

（厚生労働省ホームページより＜https://kouseikyoku.mhlw.go.jp/kyushu/caresystem/000122427.pdf＞）

　一般病院入院における海外の複数のコホート調査から、転倒との関連、合併症の増加、身体機能が低下しやすい点について報告がある。

　重要なことは、認知症が転帰に影響する点である。認知機能と身体機能は別と考えられがちであることから、認知症の併存が身体機能の低下、施設入所の増加、退院時の医療処置の増加を招きやすいこと、そのために退院支援にも配慮が必要な点を明確に伝える。

年齢ごとの認知症の有症率

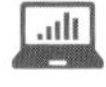

スライド 3
認知症高齢者の割合

　一般の認知症の有症率を解説する。受講者の勤務施設での外来・入院患者の平均年齢を想定しながらスライド 3 の数値を確認する。多くの施設では、入院患者の平均年齢は 70 代後半である。また 90 代での入院もしばしばあることから、どの年代でどのくらい認知症の有症率があるのか確認する。

一般病院における認知症の有症率

スライド 4
わが国の一般病院での認知症

　わが国において、一般病院での認知症の疫学データは少ないが、一般病床での現状を網羅的に評価したものに、厚生労働省の「医療施設調査」等がある。7 対 1、10 対 1 病棟ではおよそ 2 割程度、回復期リハビリテーション病棟や地域包括ケア病棟では 4 割弱、療養病棟では 6 割に認知症併存が疑われている。認知症の重症度についても、細かい評価は難しいもの

の、7対1、10対1病棟で約2割が自立度Ⅲ以上と推定できる。自立度Ⅲは、日常生活活動に何らかの具体的な介入が必要となるレベルであることから、退院後に必要となる支援を想定した準備が必要になることが日常的にあることが確認できる。

1. わが国の認知症施策　スライド

＊平成27年度　厚生労働省老人保健事業推進費等補助金(老人保健健康増進等事業分)　歯科医師、薬剤師、看護師および急性期病棟従事者への認知症対応力向上研修 教材開発に関する研究事業　看護職員分科会編：看護職員認知症対応力向上研修テキスト．2016.より引用.

スライド1[*]

認知症施策の方向性について

1. 認知症への理解を深めるための普及・啓発の推進
2. 認知症の容態に応じた適時・適切な医療・介護等の提供
3. 若年性認知症施策の強化
4. 認知症の人の介護者への支援
5. 認知症の人を含む高齢者にやさしい地域づくりの推進
6. 認知症の予防法、診断法、治療法、リハビリテーションモデル、介護モデル等の研究開発及びその成果の普及の推進
7. 認知症の人やその家族の視点の重視

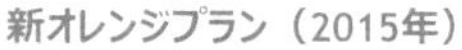

新オレンジプラン（2015年）

スライド2[*]

認知症の影響（一般病院）

- 身体治療への影響
  - 事故の増加　（転倒、ルートトラブル）
  - 合併症の増加
  - 身体機能の低下
- せん妄の発症
- 施設入所の増加
- 退院後の介護負担の増加
- 在院日数の延長
  - 医療コストの増大

スライド3[*, 1)]

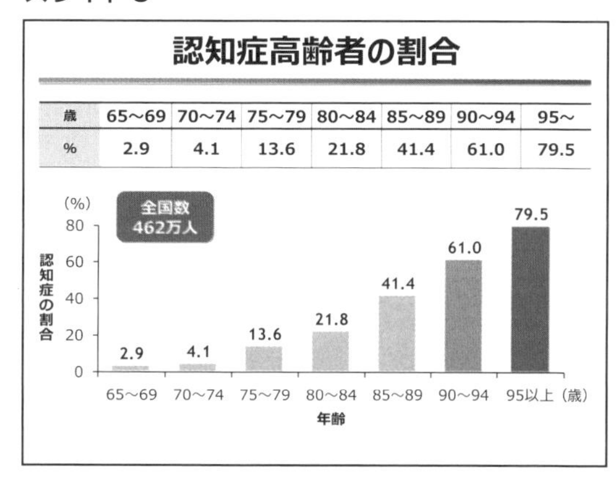

スライド4[*, 2)]

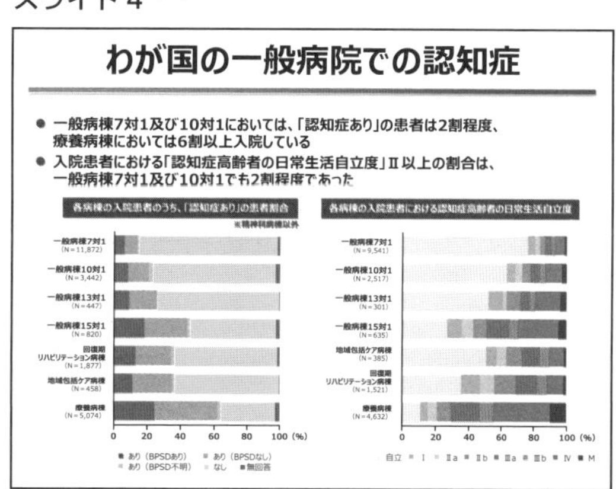

Part 1

2 認知症とは

認知症の定義

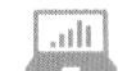
スライド5
認知症とは（定義）

ここであらためて認知症の定義を確認する。

ここでは認知症に関する知識がない研修受講者（以下、受講者）も想定しており、すでに何らかの教育研修を行っている場合には外してもよいものとする。認知症の原因には複数の疾病があること、また急性期医療では甲状腺機能低下症、ビタミンB群や葉酸欠乏等、可逆的な認知機能障害があることから、認知機能低下をそのまま不可逆ととらえず、必ず原因の検索が必要となることを確認する。

＊1　DSM-5
米国精神医学会「精神障害の診断と統計マニュアル」(Diagnostic and Statistical Manual of Mental Disorders, DSM）第5版。精神疾患や発達障害を診断する際の世界的な診断基準。

認知症の診断基準（DSM-5）[*1]

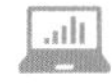
スライド6
新しい認知症の診断基準（DSM-5）

確認のため、認知症の診断基準を提示する。

一般に、認知症はもの忘れ（記憶障害）との誤解が多いことから、記憶のみならずほかにも生活に支障の生じることを強調する必要がある。

また、認知症の診断は認知機能検査（例えば、長谷川式認知症スケール、MMSE[*2]など）でするとの誤解もしばしばある。誤解を解く意味でも、認知症の診断のポイントが「独りで社会生活が営めない」といった日常生活への支障にあることを確認する。入院中のセルフケア能力の評価を意識している病棟スタッフを対象とする場合には、実行機能がセルフケアの獲得に影響することを補足する。これについては、中核症状のところであらためて解説する。

＊2
長谷川式認知症スケール
精神科の長谷川和夫医師によって開発された認知症の診断スケール。30点満点で、20点以下：認知症の疑い 10点以下：高度な認知症としている。
MMSE
Mini-Mental State Examination（ミニメンタルステート検査）の略。米国で開発された認知症のスクリーニング検査で、国際的に幅広く活用されている。総得点30点で見当識や言語機能などを評価し、23点以下を認知症の疑いと判定する。

認知症の主要な要因

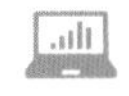
スライド7
主な認知症の原因（四大認知症）

一般的な認知症の主要な原因疾患を解説する。

認知症ケアに関する教育を始めた段階であれば、疾病ごとの差異まで触れるのは受講者にとって負担が大きい。よってその場合、アルツハイマー型認知症が過半数を占めることから、認知症ケアを考える際にはまずアルツハイマー型認知症への対応を標準として考えるとよいことにとどめる。

アルツハイマー型認知症の病態

スライド8
アルツハイマー型
認知症

簡単にではあるが、アルツハイマー型認知症の病態仮説について解説する。

アミロイドβ等の異常タンパクの蓄積および神経細胞内での病変が、何らかの機序で神経細胞死につながり、情報伝達が正常に行われなくなる。現段階では原因は不明であるため、根本的な治療法はない。

神経変性の進行過程については、アルツハイマー型認知症では、頭頂・側頭部位の機能障害が出やすく、そのために視空間認知機能障害に関連したエピソードが生じやすい。後出の中核症状につながる。

緩和ケアに関心の高い受講者に対しては、認知症も進行性の疾患であること、また余命を規定する病態であることから緩和ケアの対象になることをここで示すのも１つの方法である。

疾患ごとの特徴

スライド9
疾患ごとの特徴

疾患ごとの特徴については、ある程度認知症に関する基本的な知識を持つ受講者向けであり、病棟でマニュアルを作成する場合の参考資料として提示している。認知症になじみのない受講者の場合は負担が大きいので外してよい。

受講者に余裕のある場合には、アルツハイマー型認知症以外の症状についても紹介する。

①レビー小体型認知症：せん妄を併発しやすく、パーキンソン症状を伴い、転倒への注意も必要である。

②血管性認知症：麻痺による転倒への注意や、自発性の低下を伴うことがあり、身体機能の低下を生じやすい。

2. 認知症とは　スライド

＊平成27年度　厚生労働省老人保健事業推進費等補助金（老人保健健康増進等事業分）　歯科医師、薬剤師、看護師および急性期病棟従事者への認知症対応力向上研修 教材開発に関する研究事業　看護職員分科会編：看護職員認知症対応力向上研修テキスト．2016.より引用.

スライド5＊

認知症とは（定義）

- 一度正常なレベルまで達した精神機能が、何らかの脳障害により、回復不可能な形で損なわれた状態
- 認知症とは、特定の「病名」ではなく、「症候群」

→いわゆる治療可能な認知症
（正確には認知機能障害）
（例えば、慢性硬膜下血腫、正常圧水頭症、甲状腺機能低下症、ビタミン欠乏）も存在

スライド6＊

新しい認知症の診断基準（DSM-5）

- 1つ以上の認知領域（複雑性注意、実行機能、学習および記憶、言語、知覚-運動、社会的認知）が以前の機能レベルから低下している
- 認知機能の低下が日常生活に支障を与える
- 認知機能の低下はせん妄のときのみに現れるものではない
- 他の精神疾患（うつ病や統合失調症等）が否定できる

スライド7＊, 3)

主な認知症の原因（四大認知症）

- アルツハイマー型認知症　68%
- 血管性認知症　20%
- レビー小体型認知症　5%
- 前頭側頭型認知症

認知症の各疾患それぞれに特徴がある

スライド8＊

アルツハイマー型認知症

- 病態：
  アミロイドβタンパクが蓄積→老人斑
  リン酸化タウの蓄積→神経原線維変化⇒神経細胞死
- 障害部位：
  側頭葉・頭頂葉を中心とした症状から始まり、次第に全般的な機能低下に至る
  - 視空間認知能力の障害（迷子のエピソード）
  - 病識を失いやすい

スライド9＊

疾患ごとの特徴

	アルツハイマー型認知症	血管性認知症	レビー小体型認知症	前頭側頭型認知症
起因	脳の神経細胞の脱落および変性	脳卒中による神経回路の遮断や脳代謝の低下	脳の神経細胞の脱落および変性	脳の神経細胞の脱落および変性
経過	緩徐に発症し、進行	脳卒中の発症と時間的関連をもって発症階段状悪化	緩徐に発症し、進行	緩徐に発症し、進行
画像等の所見	・脳の萎縮、側脳室下角の拡大 ・側頭葉、頭頂葉、後部帯状回の脳循環代謝低下	・認知症と関連する脳血管病変 ・片麻痺、仮性球麻痺、脳血管性パーキンソン症候群	・海馬の萎縮軽度 ・後頭葉での脳循環代謝低下 ・パーキンソン症候群（固縮、小刻み歩行）	・前頭葉と側頭葉の萎縮
状態	・新しいことが覚えられない ・変化するものほど忘れやすい ・新しいものから忘れていく ・忘れたことは想像・創作でつなげていく ・取り繕い、妄想 ・空間認知機能の低下図形模写、手指の模倣が困難	・機能、記憶に凹凸がある（まだら） ・情報の処理能力が低下し、判断機能が遅くなる（自発性低下、抑うつ） ・情報過多でパニックになる ・突然の状況変化に対応できない ・感情の起伏が大きくなる	・初期には記憶障害が目立たない。注意、実行機能、空間認知の障害が生じやすい ・3つの中核的特徴 ⇒注意や覚醒レベルと関係する認知機能の動揺 ⇒具体的詳細な幻視 ⇒パーキンソン症候群 ・自律神経障害 ・抗精神病薬の感受性亢進 ・レム睡眠行動障害	・記憶や視空間認知は保たれる ・性格変化と社会性の消失は早期から認められる ・感情鈍麻、無関心 ・脱抑制（わが道を行く） ・常同行動（時刻表的な生活） ・注意の転導性の亢進と行為の維持困難（立ち去り行動） ・過食、偏食

（日本認知症ケア学会：地域における認知症対応実践講座I　第3版. ワールドプランニング：2006.）

Part 1
3 認知症の症状：中核症状

認知症の症状の解説

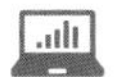
スライド 10
中核症状、行動・心理症状（BPSD）

ここでは認知症の主たる症状の概要を解説する。

神経変性による脳機能自体への影響（中核症状）と、脳機能が障害を受けることにより、環境変化への適応能力が低下した結果、不適応を起こしやすくなり、その結果生じる不適応行動（行動・心理症状；BPSD）の2つに分けられることを中心に伝える。

加えて、BPSDについては、環境への不適応が主たる要因と考えられることから、最初に求められる対応は環境調整であること、薬物療法については環境調整をしても十分に対応することができない場合に取られる選択であることに触れる。

環境変化の影響について解説すると、どうしても入院環境が最初に意識されがちである。しかし、急性期医療の臨床現場において、実際にBPSDが出現する場合に、その半数以上に痛みが絡んでいる可能性があることについても触れ、痛み等の基本的な身体症状管理が重要であることにも言及する。

主たる中核症状：近時記憶障害

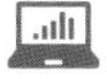
スライド 11
中核症状①：記憶障害

近時記憶障害と正常な加齢性変化との違いを模式図で解説する。加齢性変化の場合には、記憶の欠損は断片的である一方、認知症による近時記憶障害の場合には、全体がまとまって欠落するという違いを比較する。

臨床においての現れ方の例を解説するなど、臨床に沿った解説をするとイメージがしやすい（確認行動など）。

主たる中核症状：実行機能障害

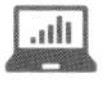
スライド 12
中核症状②：実行機能障害

主たる中核症状である実行機能障害について解説する。予測したり段取りを組む能力である実行機能が低下すると、「物事の計画を立てて段取りよく進めることが苦手」になる。実行機能障害は認知症の軽い段階から出現しやすい症状である。

ここでは、中核症状について初期の段階から出現すること、一般診療場面ではセルフケアに関する能力の低下に関連することを紹介する。受講者の勤務している施設が対応している認知症の重症度に合わせた実例を挙げる。一般には軽度から中等度の認知症が多い。その場合、治療場面では、服薬の管理が自分だけでは対処できなくなることや、頓用指示、特にがん治療場面でのがん疼痛へのレスキュー指示がうまくできなくなること、結果として疼痛コントロールが不良になりがちな点について説明する。

主たる中核症状：視空間認知障害

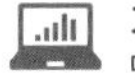
スライド 13
中核症状③：視空間認知障害

視空間認知障害とは、物と自分との距離や位置関係がうまくつかめなくなったり、自分が動いたときの物と自分との関係の変化がわからなくなる症状である。頻度や診療・セルフケアへの影響では、記憶障害、実行機能障害よりは優先順位が下がることから、十分に時間が確保できない場合はこの項目については外してもよい。気づかれることの少ない症状ではあるが、医療安全の観点から課題になりやすく、注意喚起の意味合いで紹介する。

入院の場面で、転倒のリスクとして認知症が挙がる理由は、平衡感覚の障害だけではなく、段差を認識したり、物の位置を適切に把握できないことが起こり得る点を伝える。

受講者が認知症の人とのコミュニケーションに関心が高い場合には、認知症の人は表情の認識も落ちること、そのため、特に初対面の相手の感情を読むことが苦手になる事例を挙げる。

主たる中核症状：注意障害

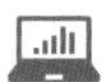
スライド 14
中核症状④：注意障害

初期の段階からも出現しやすい複雑性注意の障害について紹介する。

注意とは「一つの物事に続けて取り組むことができること」であり、注意障害が起こると、必要なところに注意が向けられない（選択的注意）、すぐ気が散る（持続的注意）、別の重要なところに注意が向けられない（分割的注意）といった症状が出てくる。

一般病院においては、注意の障害自体が問題になるというよりも、重要な意思決定の場面で周囲の騒音に影響されやすく話題に集中することができないこと、食事の場面で集中できないために結果として食事摂取量の低下を招くリスクになることなど、意思決定や身体管理面への影響を紹介し、本症状の重要性を伝える。

3. 認知症の症状：中核症状　スライド

＊平成27年度　厚生労働省老人保健事業推進費等補助金（老人保健健康増進等事業分）　歯科医師、薬剤師、看護師および急性期病棟従事者への認知症対応力向上研修 教材開発に関する研究事業　看護職員分科会編：看護職員認知症対応力向上研修テキスト．2016.より引用．

スライド10＊

中核症状、行動・心理症状（BPSD）

中核症状
・記憶障害
・実行機能障害
・視空間認知障害
・注意障害
・失語
・失行
・失認

行動・心理症状
Behavioral and Psychological Symptoms of Dementia
【心理症状】
不安、抑うつ、アパシー、誤認、幻覚、妄想
【行動症状】
焦燥、不穏、徘徊、攻撃性拒絶、拒食、異食、睡眠覚醒リズム障害、社会的に不適切な行動

スライド11＊, 4)

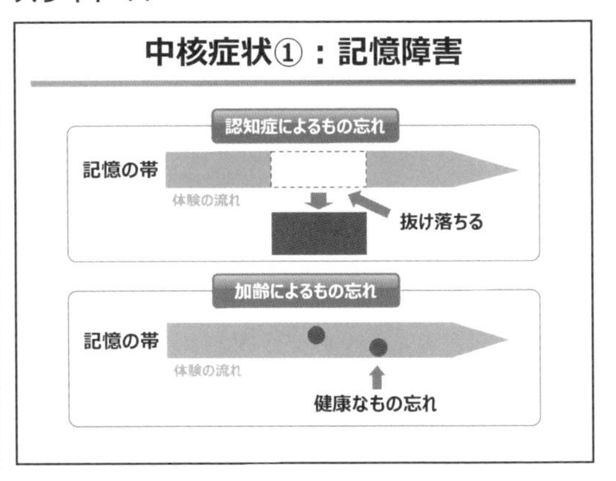

スライド12＊

中核症状②：実行機能障害

実行機能：「予測をする、段取りを組む、比較をする」能力
→計画をたてて計画通りに進めることが苦手

- 段取りを組むのが苦手になる
- 「失敗している」と分かっていても、修正の仕方が分からない
- 人の手を借りることが苦手になる。

例）
- 痛いときに痛み止めをうまく使えない
- トイレに失敗して尿失禁をしても、うまく伝えられない。取り繕う。

スライド13＊

中核症状③：視空間認知障害

視空間認知
①目の前の複数の物の位置関係、
②自分と物との位置関係、
③自分が動くときの物との位置関係をつかむ能力

- 特に形態や模様の認識の影響が大きい
- 物体との距離の判断ができない

例）
- トイレで尻もちをついてしまう
- まっすぐに座ろうとしてもできない

スライド14＊

中核症状④：注意障害

- 必要なところに注意が向けられない（選択的注意）
- すぐ気が散る（持続的注意）
- 別の重要なところに注意が向けられない（分割的注意）

例）食事の場面
- TVやラジオに気を取られて食べない
- トレイの上に物がたくさんあると集中できない
- スタッフに注意が向いて食べない

Part 1
4 認知症の症状：行動・心理症状（BPSD）

認知症の症状の解説

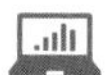
スライド 15
中核症状、行動・心理症状（BPSD）

行動・心理症状の解説に移る前に、認知症の症状の全体像を振り返る。

中核症状は神経変性に伴う脳機能の障害であり、行動・心理症状はその結果生じる不適応行動である点で大きく分けられる。

行動・心理症状（Behavioral and Psychological Symptoms of Dementia：BPSD）

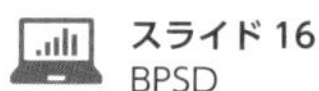
スライド 16
BPSD

行動・心理症状（以下、BPSD）の概要を解説する。

BPSD は、従来周辺症状や随伴症状と呼ばれたこともあり、あたかも認知症特有の症状とみなされていた背景があること、そのため、今でも認知症に対する誤解やスティグマと結びついていることを解説する。

誤解が生じる背景には、認知症の人の目線で物事がどのように見えるのかが検討されていなかったことが関係している。中核症状の解説を振り返って、いかに認知症の症状が本人の生活に制限を加えているか、その中で本人なりの適応の努力が BPSD に関係するかを確認し、「本人目線」でのケア・治療の必要性を強調する。

しばしば、せん妄は BPSD と誤解される場合があるので、修正を図る。せん妄は意識障害であり、意識が清明の中で生じる BPSD とは異なること、しかし、不穏・興奮とまとめられ両者を判別せずに不適切に対応されている場合があることを伝える。

BPSD の種類

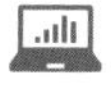
スライド 17
BPSD の種類

BPSD の一覧をスライド 17 に示す。

一般に BPSD というと、易怒性や異常行動のようなケア・治療へ支障を来す行動をイメージすることが多い。しかし、臨床において最も頻度が高いのはアパシー / 無関心であること、そのために入院後に身体機能の低下が生じやすいことを解説する。

BPSDを疑う場合の対応

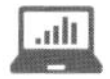
スライド18
BPSDを疑う場合

急性期医療において、BPSDが生じる背景には、患者の痛みなどの苦痛に気づかなかった場合が多い。

認知症の人は痛みや身体的な苦痛を適切に伝えることが難しく、そのために痛みに気づかれなかったり、対処されたとしても過小な対応になりがちであったりする。また、わが国の急性期医療の場面では、痛みのほか、便秘、脱水、睡眠の問題が挙げられる。

同時に認知症の人は、その脆弱性から、薬剤による認知機能障害などの有害事象が生じやすい。そのために何らかの薬物を開始した後に、認知機能の低下やBPSDを疑う症状が生じた場合には、薬剤による有害事象の有無について必ず確認する必要がある。

BPSDへの対応の例

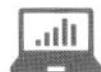
スライド19
事例：夜間の頻尿

BPSDが疑われる場合のアセスメント、確認の順番を説明する。

重要なことは「本人目線で、何らかの苦痛、落ち着かない理由がないか」を調べる点にある。BPSDを疑う場合の対応ルールに従い、せん妄の除外から始め、身体的苦痛の見落としがないかの確認、環境負荷要因の評価に進む。

BPSDに対する薬物療法

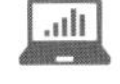
スライド20
BPSDに対する薬物療法

BPSDに対する薬物療法については、まだ受講者が認知症ケアになじみがない場合には省略してもよい。

BPSDへの対応は、環境調整が原則である。しかし、急性期医療では、鎮痛薬を使用したとしても十分に痛みが緩和できない場合や、ルートやバルーンによる束縛感等、ケアを十分にしたとしても、身体管理上それ以上の対応が難しい場合がどうしても生じる。そのような場合にはやむを得ず薬物療法が検討される。

ここでは薬物療法の概要の紹介にとどめる。

主要なBPSDに対する薬物療法とその推奨度

BPSDについては、抗精神病薬[*3]を中心に用いられることがあるが、エビデンスレベルは高くない。また、使用による過鎮静や転倒のリスク等有害事象もあるため、そのリスク評価、観察が必要である。

＊3
抗精神病薬
向精神薬の一種で幻覚、妄想などの症状に対して効果を有する。統合失調症などの治療薬であるが、認知症治療にも用いられる。
向精神薬
精神への作用を目的とする薬物の総称。

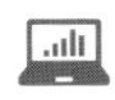
スライド21
BPSDに対する薬物の使用

BPSDの症状ごとに用いられる向精神薬の種類

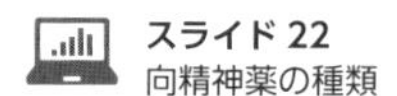

BPSDの症状で用いられる向精神薬として、臨床上頻度が高いのは不眠への対応である。不眠に対しては、安易に睡眠導入薬が用いられる傾向があるが、せん妄の誘発や転倒のリスクがあることに注意したい。

不眠が生じる背景には、痛みや苦痛などの身体的な問題があることや、入院で臥床しがちになるため昼寝や昼夜の逆転を招きやすいことが挙げられる。環境調整や入眠を促すケアの必要性についても考察する。

4. 認知症の症状：行動・心理症状（BPSD）　スライド

＊平成27年度　厚生労働省老人保健事業推進費等補助金（老人保健健康増進等事業分）　歯科医師、薬剤師、看護師および急性期病棟従事者への認知症対応力向上研修 教材開発に関する研究事業　看護職員分科会編：看護職員認知症対応力向上研修テキスト．2016.より引用．

スライド15＊

中核症状、行動・心理症状（BPSD）

中核症状
・記憶障害
・実行機能障害
・視空間認知障害
・注意障害
・失語
・失行
・失認

行動・心理症状
Behavioral and Psychological Symptoms of Dementia
【心理症状】
不安、抑うつ、アパシー、誤認、幻覚、妄想
【行動症状】
焦燥、不穏、徘徊、攻撃性拒絶、拒食、異食、睡眠覚醒リズム障害、社会的に不適切な行動

スライド16＊

BPSD

- 認知症患者が経過中に示すさまざまな行動や心理反応
BPSD (Behavioral and Psychological Symptoms of Dementia)
- 日本語訳で「周辺症状」や「随伴症状」と呼ばれたため、認知症特有の症状かのように誤解されがち
- BPSDは介護困難となる最大の要因であり、適切に対応できるか否かが診療をしていく上で鍵となる

※ BPSDにはせん妄は含まない（せん妄は意識障害）

スライド17＊

BPSDの種類

行動・心理症状	確認する内容
妄想	事実ではないことを確認している
幻覚	実際にないものを見たり、声を聞いたりしているか
焦燥性興奮/攻撃	介護を拒否する、介助させないようにする
抑うつ	悲しんだり、落ち込んでいる様子がある
不安	明らかな理由がないのに、とても神経質になる、心配する、おびえている
気分高揚/多幸	明らかな理由がないのに、やけに楽しそうだったり、幸せそうにしている
アパシー/無関心	周囲への関心がなくなる、行動する事への興味がなくなる
脱抑制	考えもなしに衝動的な行動をとる、公には話さないような話をする
易怒性	怒りっぽくなる、容易に落ち着かなくなる、気分がコロコロ変わる
異常運動行動	徘徊したり、扉を開け閉めするなど繰り返す行動がある
睡眠と夜間行動障害	睡眠障害がある、夜中に起きて徘徊する
食欲と摂食障害	食欲や体重、嗜好が変わる

スライド18＊

BPSDを疑う場合

- まず下のような問題がないか確認する

確認する項目
身体的苦痛（痛み、脱水、便秘、睡眠）
薬剤の影響
環境

身体治療中は疾患や治療に伴う苦痛をきっかけに生じる場合が多い
いきなり“問題行動”ととらえない

スライド 19

事例：夜間の頻尿

●夕方から夜間にかけて、頻尿の訴え・ナースコール

- 考えること -
本人が落ち着かない理由は何かを探る

1. せん妄の有無
2. 身体的苦痛（痛み、便意、腹部の違和感、など）
3. 環境の負荷（音や光）
4. 刺激（廊下から響く足音、人の出入り）
5. 中核症状から生じる不適応：
見当識を失うことからの不安

スライド 20

BPSDに対する薬物療法

認知症に伴う精神症状や行動症候に対して適応を得ている薬剤はないが、実地臨床ではいくつかの薬剤が用いられる

- 抗精神病薬
- 睡眠導入薬
- 抗うつ薬
- 抗てんかん薬
- 漢方薬

スライド 21

BPSDに対する薬物の使用

	適 応	推奨度（グレード）	特 徴
クエチアピン	興奮 不安、幻覚妄想	B C1	日本では糖尿病で禁忌扱い
リスペリドン	興奮、不安、幻覚妄想	B	パーキンソン症候群に注意をしながら使用
バルプロ酸		C1	パーキンソニズムがあるとき
抑肝散	レビー小体型認知症のBPSD	C1	低カリウム血症に注意をする
パロキセチン	FTDの常同行動、脱抑制、性的逸脱	C1	

FTD　：前頭側頭型認知症
グレードB　：科学的根拠があり行うようにすすめられる
グレードC1　：科学的根拠がないが行うようにすすめられる

スライド 22

向精神薬の種類

項目	対応
抑うつ	選択的セロトニン再取り込み阻害薬（SSRI）を検討
不安	選択的セロトニン再取り込み阻害薬（SSRI）を検討
不眠	睡眠衛生に配慮をする 背景に睡眠障害がある場合には、原因に対する治療を開始
精神病症状	非定型抗精神病薬を検討
不穏	身体的な苦痛の確認・除去 抑うつ・不安があればSSRIを検討 原因が特定できない場合、対応を急ぐ場合には 非定型抗精神病薬を検討（やみくもに使用してはならない）

Part 1

5 認知症に対する治療、認知症治療薬

認知症に対する治療

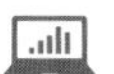
スライド 23
認知症の治療

アルツハイマー型認知症をはじめ、主要な疾患は、徐々に病態が明らかになってきているものの、根本的な治療開発には至っていないこと、したがって現段階では対症療法にとどまることを示す。

特に、認知症治療薬を使用する主たる目的について解説する。一般病院においては、消化器症状等との兼ね合いで、内服を中止せざるを得ない場合が生じる。その是非、優先順位の判断をするための基本的な知識を共有することを目標とする。

認知症治療薬の効果 [5)]

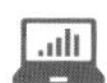
スライド 24
治療薬の効果

ここでは認知症治療薬による効果を解説する。

認知症治療薬の効果については、さまざまな議論がある。特に、治療効果の評価には、認知機能の改善と日常生活の改善の2つの評価の軸があることを伝える。身体疾患の治療と並行して認知症治療薬を用いる場合には、治療薬を使用することが患者の日常生活の質の向上に貢献しているかどうか、また、悪心などの消化器症状が食欲不振を招くなど有害事象による不利益はないか、メリットが上回っていると判断してよいかを評価・検討する必要がある。

認知症治療薬の効果と認知症の臨床症状の経過 [5)]

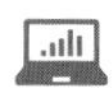
スライド 25
認知症の臨床症状の経過と認知症治療薬の効果

認知症治療薬の使用に関連して、急性期医療では、全身状態や消化器症状のために、治療薬の服用を中止せざるを得ない場面がある。認知症治療薬を中途で止めた場合に、その後の効果が次第に消失することを解説する。

コリンエステラーゼ阻害薬の特徴

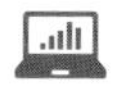
スライド 26
コリンエステラーゼ阻害薬の特徴

認知症治療薬の一つであるコリンエステラーゼ阻害薬についてここで簡単に触れる。

急性期医療場面では、アルツハイマー型認知症の診断をして投薬を開始することは少ない。一方、手術やイレウス等の消化器症状のために一時的に投薬を中止し、その後に再開する場面はしばしばある。コリンエステラーゼ阻害薬の再投与時においても、初回投与と同様に消化器症状がしばしば出現することがあること、知識と共に観察で注意する必要があることを解説する。特に、術後や低栄養の改善等、食事摂取量を落としたくない場面では注意が必要であることを喚起する。

NMDA 受容体拮抗薬（メマンチン）の特徴

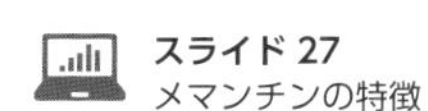
スライド 27
メマンチンの特徴

ここでは認知症治療薬の一種であるNMDA 受容体拮抗薬（メマンチン）について簡単に触れる。

急性期医療場面において、メマンチンが使用されるケースは少ない。そのため、受講者が初めて認知症ケアに関する研修を受ける場合や、時間が限られているときには外してもよい。受講者が薬物療法について関心の高い場合には、中高度のアルツハイマー型認知症に対して用いられる薬であることを紹介する

5. 認知症に対する治療、認知症治療薬　スライド

＊平成27年度　厚生労働省老人保健事業推進費等補助金（老人保健健康増進等事業分）　歯科医師、薬剤師、看護師および急性期病棟従事者への認知症対応力向上研修 教材開発に関する研究事業　看護職員分科会編：看護職員認知症対応力向上研修テキスト．2016.より引用．

スライド 23＊

認知症の治療

- 根本的な治療法は開発途上
- アルツハイマー型認知症に対しては、症状の改善と進行の遅延を目標に、認知症治療薬が用いられる

スライド 24＊

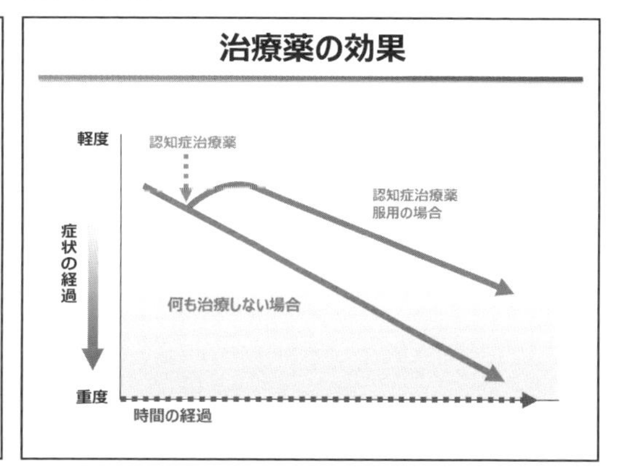

スライド 25 *

認知症の臨床症状の経過と認知症治療薬の効果

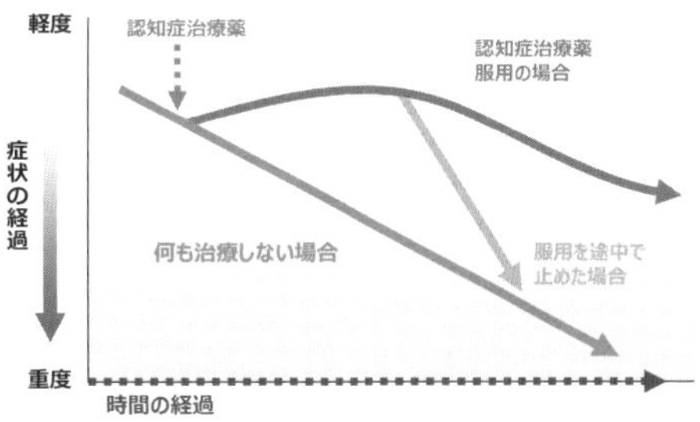

軽度
認知症治療薬
認知症治療薬
服用の場合
症状の経過
何も治療しない場合
服用を途中で
止めた場合
重度
時間の経過

スライド 26 *

コリンエステラーゼ阻害薬の特徴

	ドネペジル	ガランタミン	リバスチグミン
作用機序	AChE*阻害 *アセチルコリンエステラーゼ	AChE阻害/ ニコチン性ACh受容体 刺激作用	AChE阻害/ BuChE*阻害 *ブチルコリンエステラーゼ
病期	全病期	軽度～中等度	軽度～中等度
一日用量	5～10mg	8～24mg 液剤あり	4.5～18mg 貼付剤
初期投与法	3mgを1～2週投与後 5mgで維持	8mgで4週投与後 16mgで維持	4週ごとに4.5mgずつ増量し 18mgで維持
用法	1	2	1

- 開始時に消化器症状（軟便、下痢、吐き気など）が出やすいため注意する

スライド 27

メマンチンの特徴

	メマンチン
作用機序	グルタミン酸受容体の拮抗薬
病期	中等度～高度
一日用量	20mg 5mgから毎週漸増
用法	1
代謝	肝臓
推奨度	グレードA （行うよう強く勧められる）

Part 1
6 認知症・認知機能障害のアセスメント

急性期医療の場面でのアセスメント

スライド 28
急性期医療の場面でのアセスメント

急性期医療の場での認知症へのアセスメントとして、合併症の予防、退院後の機能低下を防ぐことを目的としている。

そのためには、治療開始前や入院時に可能な限り認知機能障害に気づき、対応を開始する必要性があること、特に退院支援の必要性を評価する上でのIADL（Instrumental Activities of Daily Living；手段的日常生活動作）の重要性を考慮する。

入院時の認知機能評価の原則

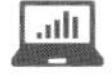
スライド 29
初診時・入院時に確認すべきこと

認知機能に関して、入院時に本人・家族からの聴取とともに、客観的な観察から日常生活に支障を来していないかどうかを確認する。特に、認知機能評価は認知機能検査以外では分からないとされ、認知機能検査をしなければならないとの誤解がしばしばあるが、日常生活のアセスメントが原則である。

IADLの評価

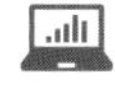
スライド 30
治療を安全に進めるために確認したいこと

認知機能の評価、退院支援の必要性を評価する上で、IADLの評価は最も重要である。

IADLは服薬管理や買い物、金銭管理など「複雑で高度な日常生活動作」であり、日常生活の問題を解決する能力と関連する項目を収集してつくられた概念である。生活上の基本的な事柄であり、IADLを評価することで、そのほかの日常生活を独力で解決する力を予測することができる。

急性期医療では、IADLについてなじみがないことも多い。そのため、特に退院支援や治療上の安全管理に直結する項目から紹介し、臨床の実践との関連性をイメージできるように導入することを意図したい。

服薬の自己管理については気づきやすい反面、食事の準備については気づきにくい面がある。病棟の業務からみる場合には、「食事の準備」は摂食嚥下のイメージが強いため、「買い物に出て、弁当なり食材なりを調達する」「食事を並べる」「片付ける」の一連の活動も含むことを確認する。

*4 Lawtonの尺度
IADLは1960年代にLawtonらによって提唱された概念であり、再現性、検者間の一致などの基礎的検証がなされた。項目は電話、買い物、食事の準備、家事、洗濯、輸送機関の利用、服薬管理、金銭管理の8項目からなっている。
8点満点で評価するが、男性は食事の準備、家事、洗濯は判定項目から除外され、5点満点となっている（Lawton IADL-5と略称することあり）。現在では、女性の社会進出によって、家事を応分に負担する男性も増え、独居高齢者の場合、性差を問う必要もないとの考えもみられる。

IADLのアセスメント

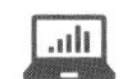
スライド31
IADLのアセスメント

評価尺度の1つであるLawtonの尺度[*4]に基づいて、IADLの下位項目を紹介する[6,7]。受講者がIADLについてなじみがない場合も多いことから、全体像の紹介は簡単にとどめ、重要項目の紹介を中心に行う。

IADLは社会生活（独り暮らし）を営む上で、最低限必要となる活動から構成されている。また、以前は男性・女性の家庭内での役割の違いから性別により評価内容が異なっていたが、現在では性別を問わず独居の世帯も増えてきているため、全項目を評価することが多くなっている。

ADLの評価

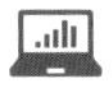
スライド32
ADLのアセスメント

ADL（Activities of Daily Living；日常生活動作）は食事や排泄、入浴など身の回りのことを行う「基本的な動作」である。認知症が進行するとまずIADLが障害され、次いでADLの低下が始まる。ここでは、IADLと対比をする形でADLを確認する。

入院中に認知機能についての再アセスメントが望まれる場面

認知機能のアセスメントは、治療開始前や入院時が望ましい。しかし、忙しい急性期医療の臨床では、緊急入院等もあり、入院時に実施することが難しいのも現実である。そのため、入院時には実施が難しかったとしても、その後認知機能の低下が関連することの多いイベントが発生した場合に、あらためて評価することも必要である。

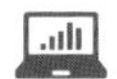
スライド33
認知機能について再アセスメントをしたい場面

ここでは、認知機能障害が関連することの多いイベントで主要なものを挙げている。解説する項目は、受講者の関心の高い内容から選択する方が学習に取り組みやすい。

せん妄と認知症の特徴の比較

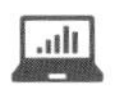
スライド34
せん妄と認知症の臨床的特徴

ここではせん妄と認知症の特徴を対比して紹介する。

臨床では、自宅での生活の情報を収集することで、入院前の認知機能について評価する。しかし、緊急入院や独居の症例、介護者自身も認知機能の低下が疑われる場合では、入院前の生活状況についてすぐに収集・把握することが難しい。その場合には、病棟での観察と合わせて評価・判断を下しつつ対応する必要が生じる。

せん妄と認知症の臨床症状の違いは多々あるが、最初におさえておくべき点として、せん妄は意識障害であり早急な身体管理の必要性があること、日内変動があり、特に夕方から夜間に悪化するパターンが多いことを伝える。

認知機能の評価尺度

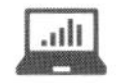
スライド 35
認知症のアセスメント用尺度

認知機能障害をスクリーニング、評価する尺度について紹介する。認知機能全般を把握するためには、MMSE や長谷川式認知症スケール等の簡易認知機能検査を実施することが望ましい。しかし、簡易認知機能検査とはいえ、実施には 10 数分かかること、実施に慣れているスタッフがいる必要があることから、全ての場面で実施することは難しい。ここでは、基本的なアセスメントを IADL にとどめ、より詳しい評価を加える位置づけで簡易認知機能検査を紹介する。

また、認知機能評価は、本人の能力評価を行うだけではなく、介護者からの情報から評価する方法もあることも併せて伝える。

AD8 の紹介

*5 AD8
家族や介護者による簡易観察尺度。認知症者本人の認知機能の変化についてインタビュー形式で聞き取る。

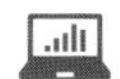
スライド 36
客観的な評価尺度：AD8 日本語版

介護者等周囲からの情報で認知機能の低下をスクリーニングする方法として、AD8[*5] がある。

これは、①忙しい臨床場面では、質問紙をあらかじめ用意して介護者に記載を依頼することで情報収集することができる、②介護者にどのような内容を尋ねることで認知機能障害に関連した情報を収集することができる方法である。

一般に、記憶障害に関連する事項は確認していることが多いので、気づかれにくいアパシーに関連する項目を取り上げて、再確認を促してもよい。

認知症の重症度評価

*6 FAST（Functional Assessment Staging）分類
認知症の重症度を 7 段階で分類したもの。病状の進行度や今後の症状について判定できる。

入院により支援した認知症の人を地域に戻す際に、病棟で提供した支援をどのように在宅医や訪問看護師に伝えるかを考えるために重症度評価がある。ここでは FAST 分類[*6] について解説する。

ここでは特に以下の点を伝える。

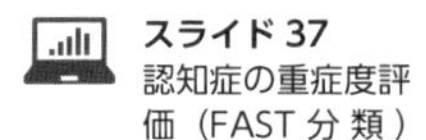

スライド37
認知症の重症度評価（FAST分類）

・認知症の人は予期しない再入院が多いこと
・その理由にケアの断絶があること
・したがって、退院時に病棟で行っていたケアをその担い手や頻度が変わる中でどのように継続して提供するのかをイメージして情報を提供する必要があること

一般に、何らかの支援が必要な場合に訪問看護を導入するイメージはあるが、その前段階でのセルフケアの強化について検討されていないことが多い。退院支援に際して、本人がどのような働きかけがあればできるのか等、本人の残存能力を活かす支援を考える必要がある。

6. 認知症・認知機能障害のアセスメント　スライド

＊平成27年度　厚生労働省老人保健事業推進費等補助金（老人保健健康増進等事業分）　歯科医師、薬剤師、看護師および急性期病棟従事者への認知症対応力向上研修 教材開発に関する研究事業　看護職員分科会編：看護職員認知症対応力向上研修テキスト．2016.より引用．

スライド28＊

急性期医療の場面でのアセスメント

- 入院や治療を開始するときに、認知機能の評価を行い、認知症を見落とさない
- 総合的な機能評価を進める：
IADL（手段的日常生活動作）や
ADL（日常生活動作）、栄養、
社会経済的状態、介護者の状態、抑うつ、
服薬状況、療養環境など

スライド29＊

初診時、入院時に確認すべきこと

- 日常生活の様子を確認する中で、認知機能の変化を疑う兆候がないか、確認する
- 家族からみた変化を注意深く聞き出す

スライド30＊

治療を安全に進めるために確認したいこと

- 治療を安全に進める、退院後のトラブルを防ぐ上でIADLを確認する
  - 自分で薬の管理ができる
  - 食事の準備ができる
  - 通院手段（公共機関を使える）
  - 病院に連絡できる（電話をかけることができる）

スライド31＊, 6, 7)

IADLのアセスメント

- IADL（Lawton）＝独居機能の評価

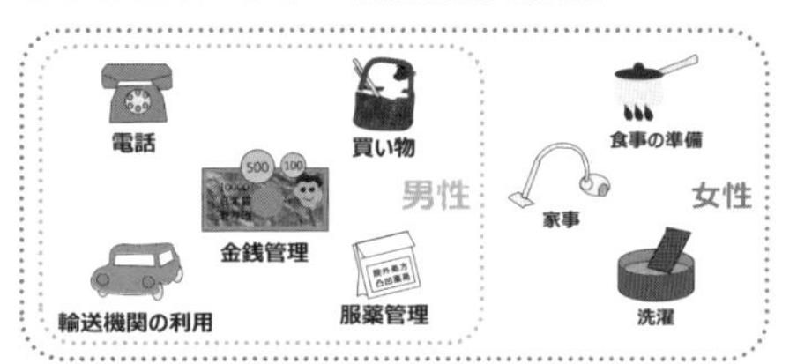

- 認知症のための障害評価尺度
（Disability Assessment for Dementia：DAD）

スライド 32*

ADLのアセスメント

● Barthel Index

移動: 移乗　歩行　階段　トイレ動作　入浴

セルフケア: 食事　排尿　排便　更衣　整容

- Physical Self-Maintenance Scale（PSMS）
- N式老年者用日常生活動作能力評価尺度
- 認知症のための障害評価尺度（DAD）（Disability Assessment for Dementia）
- ADCS-ADL（Alzheimer's Disease Cooperative Study-ADL）

スライド 33*, 8)

認知機能について再アセスメントをしたい場面

- せん妄の発症
- 転倒
- 脱水
- セルフ・ネグレクト（摂食不良、セルフケア不良）
- コンプライアンス不良（内服、処置等）

スライド 34*

せん妄と認知症の臨床的特徴

	せん妄	認知症
発 症	急激	緩徐
日内変動	夜間や夕刻に悪化	変化に乏しい
初発症状	錯覚、幻覚、妄想、興奮	記憶力低下
持 続	数時間 ～ 1週間	永続的
知的能力	動揺性	変化あり
身体疾患	あることが多い	時にあり
環境の関与	関与することが多い	関与なし

スライド 35*

認知症のアセスメント用尺度

＜患者に質問して行う検査＞
Mini-Mental State Examination（MMSE）
改訂版長谷川式簡易知能評価スケール（HDS-R）
時計描画テスト Clock Drawing Test（CDT）

＜家族などの介護者/同伴者からの情報による検査＞
Short Memory Questionnaire（SMQ）
Informant Questionnaire on Cognitive Decline in the Elderly（IQCODE）

スライド 36[9]

客観的な評価尺度：AD8日本語版

	質問	回答		
1	判断力に問題がありますか（例：詐欺にかかった、買い物の判断ミスがあった、相手にとって適切ではない贈答品を購入した、など）	はい	いいえ	わからない
2	趣味や活動への興味が少なくなりましたか	はい	いいえ	わからない
3	同じ質問、話、説明をくりかえすことがありますか	はい	いいえ	わからない
4	道具や家電製品・機器の使い方を学ぶのが難しいことがありますか（例：ビデオデッキ、コンピューター、電子レンジ、リモコンの使用など）	はい	いいえ	わからない
5	現在の正しい年・月を忘れることがありますか	はい	いいえ	わからない
6	複雑な財産の取り扱いが難しいことがありますか（例：家計簿をつけること、税金を納めること、支払いをすることなど）	はい	いいえ	わからない
7	予約や約束（例：病院受診の予約など）を覚えておくのが難しいことがありますか	はい	いいえ	わからない
8	理解力の低下や物忘れがいつもありますか（たまにある物忘れではなく、いつも見られますか）	はい	いいえ	わからない

2点以上で陽性

スライド 37*, 10)

認知症の重症度評価（FAST分類）

重症度		臨床診断	特徴	セルフケア	支援
1	認知機能障害なし	正常	主観的・客観的機能低下を認めない	正常	通常の支援
2	非常に軽度の低下	年齢相応	物の置き忘れ、見た物の名前が思い出せない	正常	通常の支援
3	軽度の低下	境界	熟練を要する仕事の場面での機能低下を同僚が認める新しい場所への旅行が難しい	セルフケアの実施にムラが生じる 服薬管理が不規則になる 緊急時の対応が難しくなる場合がある新たな処置・手技の理解が困難な場合が生じる	認知症の診断はなされていないが、服薬管理や緊急時の対応、セルフケアが困難なことから認知症に気づく場合がある
4	中等度の低下	軽度の認知症	段取りをつける、家計管理、買い物の障害	セルフケアの実施が困難になる 緊急時の対応が困難になる 服薬自己管理が難しくなる 新たな手技の獲得が困難になる	簡単な手技について指導をおこない、可能な限りの自立支援を行う自尊心への配慮を要する
5	やや高度の低下	中等度の認知症	介助なしでの着衣困難、入浴に説得が必要	セルフケアが困難になる 自ら判断することは困難になる 介助が必要になる	自立支援は難しいが簡単な手技を見守りで実施しながら支援を行う支援への抵抗が生じる
6	高度の低下	やや高度の認知症	不適切な着衣 入浴をいやがる・要介助 トイレの水を流せない 尿便失禁	セルフケアが困難になる 介助での実施に抵抗を生じることがある	一部介助、場合によって全介助
7	非常に高度の低下	高度の認知症	言語機能低下 理解できる語彙は一単語 歩行能力喪失、坐位維持困難、笑う能力の喪失、混迷・昏睡	セルフケアが困難になる	全介助

Part 1
7 認知症のある人とのコミュニケーションと支援

入院に伴う環境変化への不適応が生じる流れ

入院に関連した問題が生じる背景には、認知機能障害だけではなく身体的な問題や環境の負荷要因が絡む複合的な問題であること、急性期医療における認知症ケアはこの負荷要因を積極的に推測し対応する必要があることを確認する。

スライド 38
認知症の人からみた入院・治療

認知機能障害のある人とのコミュニケーションのとり方

急性期医療における認知症ケアを実践する基本となるコミュニケーションについて学ぶ。

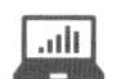
スライド 39
認知機能障害（認知症、せん妄）のある人との接し方の工夫

スライド 40
認知症の人と話すときに注意したいこと

認知症の人とのコミュニケーションをいかにとるかについては、苦手意識を持つスタッフも多い。ここでは、コミュニケーションに支障を来す要因がいくつかある中で、頻度が高く、かつスタッフの対応次第で大きく変わる「注意の障害」への対応について取り上げる。

決して特殊なケアではないこと、普段も実践しているコミュニケーションのスキルを今一度あらためて言語化し、意識して使えるように働きかける。

リアリティ・オリエンテーション

非薬物療法については複数あるものの、身体的な問題があり、かつ在院日数が短い中で現実的に実施可能なケアとして、リアリティ・オリエンテーション[*7]を解説する。

＊7 リアリティ・オリエンテーション（見当識訓練）
認知症の人の見当識の状態を観察し、正しい情報を繰り返し伝えることで感情や行動の安定を図る訓練。

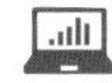
スライド 41
リアリティ・オリエンテーション

慣れ親しんだ自宅と異なり、非日常的な入院環境の中で、見当識（時間、場所、周囲の状況などを正しく認識する能力）を失いがちである認知症の人にとって、普段以上に時間や場所等の認識をつかめるよう支援する必要がある。

7. 認知症のある人とのコミュニケーションと支援　スライド

＊平成27年度　厚生労働省老人保健事業推進費等補助金(老人保健健康増進等事業分)　歯科医師、薬剤師、看護師および急性期病棟従事者への認知症対応力向上研修 教材開発に関する研究事業　看護職員分科会編：看護職員認知症対応力向上研修テキスト．2016.より引用.

スライド38*

スライド39*

スライド40*

スライド41*

Part 1
8 急性期・一般病院で求められる認知症ケア

中核症状（実行機能障害）に合わせたケア

前述した中核症状と、それにより生じる患者の困りごとを推測し、対応方法を考える。認知症ケアというと、できないことを代わりに手伝うといった誤解が多くある。基本は残存能力を可能な限り活かし、自ら行えるよう個別に調整することを目標にする。

スライド 42
実行機能障害への対応

状況が複雑になると全体を把握しにくくなったり、段取りを組むのが苦手になる点は、実行機能障害から生じる。セルフケアについても、複雑になると難しくなる点に配慮した支援を検討する必要性を理解する。

併せてほぼ必発するアパシー[*8]についても再度触れ、積極的な確認、促し、助言なども十分に支援になり得ることを紹介する。

＊8　アパシー
日常の活動や身の回りのことに興味や関心をなくし、社会的なかかわりが減り、表情や情緒的な反応、自発性を失った状態。

身体症状に関連したケアの要点

急性期医療の特徴である認知機能障害のある場合の身体症状管理の重要点について全体像から見てみる。

スライド 43
身体症状に関連したケアの要点

痛みや身体的苦痛の緩和について、「4　認知症の症状：行動・心理症状（BPSD）」（p.20）で紹介した内容を振り返りながら、本人が適切に伝えることが難しい点、医療者が積極的にすくい上げる必要のある点を強調する。

身体機能を維持する上で栄養管理は欠かせない。急性期医療では、入院中に注意の持続が困難なことから食事の摂取量の低下を招きやすいこと、退院後では実行機能障害から買い物や食事の準備の負担が増すこと、一方退院支援の際に見落とされやすいことを紹介する。

もし余裕があれば、認知症の病みの軌跡を考え、認知症の人の身体機能が低下し、亡くなる過程で感染が大きく関与することにも触れる。特に誤嚥を繰り返すタイミングが、認知症のエンドステージに入ったことを疑うポイントになる点を伝え、単に抗生物質を用いた感染症治療とケアを行うだけではなく、その後感染を繰り返した場合にどのような療養を本人が望むのか、考える必要がある。

身体症状に関する適切な支援・ケア提供の必要性

スライド 44
適切な支援・ケアの提供

認知機能障害のある人の痛みや苦痛がどうして見落とされてしまうのかについて、本人（認知機能障害のある人）に関連した要因、医療者側の要因の両者が関わることを解説する。

ここでは、特に医療者側の要因である「苦痛があれば患者は伝えるものだ」と考えがちなこと、その結果、全身状態の変化を見逃してしまうリスクが生じることを指摘する。

身体症状に関するケアでの注意

スライド 45
注意したい場面

認知症の人が自分で苦痛を適切に伝えることができない中で、医療者が意識しないと見落としがちな場面について考える。

痛みを伝えられない状態を、落ち着かない（不穏）とだけとらえ、その背景にある痛みを見落としたり、また、脱水による倦怠感を伝えられないなどの例を挙げている。ほかにも施設内でしばしば起こる事例があれば、そちらを取り上げるのもよい。

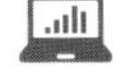

スライド 46
一般病棟における観察やケアの注意点

これらと合わせて、一般病棟における観察やケアの注意点を説明し、後述の事例検討やロールプレイを行う意味について確認する。

認知症の人における痛みの緩和の重要性

スライド 47
痛みの緩和

＊9　Numerical Rating Scale（NRS）
痛みを「0 痛みなし」～「10 これまでで最も強い痛み」の 11 段階に分けて、現在の痛みの程度を評価するスケール。

＊10 Visual Analogue Scale（VAS）
長さ 10cm の黒い線（左端「痛みなし」、右端「これまで経験した一番強い痛み」）を患者に見せて、現在の痛みがどの程度か印をつけてもらう視覚的なスケール。

認知症の人は実行機能障害と近時記憶障害により、痛みを伝える上でどのような支障を来すのかを考える。

実行機能障害は、突然の症状の出現に対して、対処行動を取ることが難しくなり、痛みの強さを、NRS（Numerical Rating Scale；ペインスケール）[*9] や VAS（Visual Analogue Scale；視覚的アナログスケール）[*10] のように数値に置き換える概念操作が難しくなる。

痛みの強さを評価する上で、その前に痛みがどの程度だったのか、そのときの支障はどのくらいだったのかを記憶し比較する必要がある。しかし、記憶障害があると、以前の痛みの程度や支障の大きさを再生することが難しくなり、結果として痛みのために問題を生じていることを把握することが困難になる。

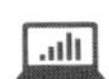

スライド 48
Pain Assessment in Advanced Dementia Scale (PAINAD)

認知機能障害のある場合の客観的な痛みの評価方法に関する例として、Pain Assessment in Advanced Dementia Scale（PAINAD）を挙げる。どのような兆候を観察するのかの例として参考にする。

認知症の人の痛みを積極的に疑う場面

認知機能障害等によりコミュニケーションが十分に図れない場合に、どのような兆候があれば痛みを疑うのかを考える。

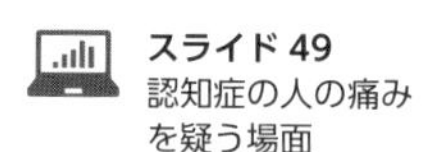
スライド 49
認知症の人の痛みを疑う場面

いくつかの認知機能障害がある場合に痛みを客観的な観察から評価する尺度に基づき、主要な項目をスライドで確認する。

8. 急性期・一般病院で求められる認知症ケア　スライド

＊平成27年度　厚生労働省老人保健事業推進費等補助金(老人保健健康増進等事業分)　歯科医師、薬剤師、看護師および急性期病棟従事者への認知症対応力向上研修 教材開発に関する研究事業　看護職員分科会編：看護職員認知症対応力向上研修テキスト．2016.より引用．

スライド 42＊

実行機能障害への対応

- 実行機能障害への支援
  - セルフケアへの支援（自立の工夫）
  - 環境の整備（分かりやすさ）
    - 時間：予定が確認できる、不意打ちをしない
    - 人　：「なじみ」、分かりやすいコミュニケーション
- 自発性の低下、活動性低下への対応
  - 確認とうながし
- 不安への配慮

スライド 43＊

身体症状に関連したケアの要点

- 疼痛、その他身体的苦痛の緩和
- 食思不振・低栄養
  - セルフネグレクト、アパシー
  - 実行機能、視空間認知能力の障害
  - 失行
  - 神経変性に伴う誤嚥
- 感染
  - 認知症患者の予後を規定する要因（一般に3～6年と短い）
  - 気管支肺炎、尿路感染（失禁）
  - 重症化　（自覚症状の取得が困難）

スライド 44＊

適切な支援・ケアの提供

- 認知症の人は、痛みや違和感を適切に表現したり、伝えることが難しい
- 医療者は、苦痛があれば患者は伝えるはずと思いがち

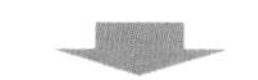

- 身体症状を見落としてしまう
- 全身状態の変化を見逃してしまう

スライド 45＊

注意したい場面

- 不穏と判断していたら、

実は「腹痛」だった

- 訴えがないので問題ないと思っていたら、

「脱水」だった

スライド 46*

一般病院における観察やケアの注意点

- 痛み
- 摂食、栄養
- 感染
  - 誤嚥
  - 尿路感染

認知機能障害により、自覚症状をうまく伝えることが苦手になる

医療者が積極的に拾い上げる姿勢が大事

スライド 47*

痛みの緩和

- 認知症の人は、痛みを的確に伝えることが苦手

例）
- 突然痛みが来るとパニックになって泣き叫んでしまう
- 痛みの強さをNRSやVASで表現できない
- 痛いピークを過ぎると痛かったことを忘れてしまう

結果として認知症の人の痛みは見落とされたり、問題行動として不適切な対応がなされてしまう危険がある

スライド 48*

Pain Assessment in Advanced Dementia Scale（PAINAD）

	0	1	2
呼 吸（非発声時）	正 常	随時の努力呼吸、短期間の過換気	雑音が多い努力性呼吸、長期の過換気、チェーンストークス呼吸
ネガティブな発声	なし	随時のうめき声、ネガティブで批判的な内容の小声での話	繰り返す困らせる大声、大声でうめき、苦しむ、泣く
顔の表情	微笑んでいる、無表情	悲しい、怯えている、不機嫌な顔	顔面をゆがめている
ボディランゲージ	リラックスしている	緊張している、苦しむ、行ったり来たりする、そわそわする	剛直、握ったこぶし、引き上げた膝、引っ張る、押しのける、殴りかかる
慰めやすさ	慰める必要なし	声かけや接触で気をそらせる、安心する	慰めたり、気をそらしたり、安心させることができない

（平原佐斗司：認知症の緩和ケア．緩和医療学．2009；11（2）：36.）

スライド 49*

認知症の人の痛みを疑う場面

- 表情：泣く、パニックになる、不機嫌になる
- 行動：身構える、おびえる
- 自律神経症状：頻脈、発汗などの侵襲に対する反応

いきなりBPSDと判断せず、身体的苦痛などの確認、除外をおこなう

Part 1
9 認知症の人の意思決定支援

認知症の人への心理的支援

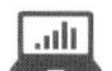
スライド 50
認知症の人への心理的支援

身体的な問題への対応と合わせて、認知症の人の心理面への支援も欠かせない論点である。しかし、今までわが国においては認知症の人への介護の検討は行われた一方、認知症の人の心理面についてはほとんど触れられることがなかった。

ここでは、認知症の人は「周囲のことも自分のことも理解できない」という誤解が多いこと、認知症の人も自分の症状や体調に違和感を持ち、苦痛を感じている点を確認する。

急性期医療においては、軽度から中等度の認知症の場合が多い。ここでは、特に接する機会の多い軽度認知症に焦点を当てて、認知症に伴う身体的な変化、認知症の診断告知後のフォローの必要性について取り上げる。

認知症の人の意思決定支援に関する原則

認知症の人は「考えることができない」「理解することができない」との誤解から、病状説明が本人になされず家族のみに行われたり、治療方針を決める際にも医療者と家族だけで行われるような場面も生じている。

認知機能障害があり、たとえ意思決定が困難に思われる場面であったとしても、まず本人が意思決定をし、尊厳をもって暮らしていくことの重要性を認識し、本人の意思を尊重し支援するよう取り組むことの必要性を解説する。

スライド 51
意思決定支援

医療の場面では、医療者が説明して本人が理解できないようであれば、「意思決定能力がない（不足している）」とみなして、「本人には決められない」との判断に流れがちである。しかし、「障害者の権利に関する条約」*11 を踏まえて公開された厚生労働省「認知症の人の日常生活・社会生活における意思決定支援ガイドライン」[2] 等では、本人が意思決定できる（意思決定能力がある）ことを前提に支援することが原則である。

＊11　障害者の権利に関する条約
障害者の人権や基本的自由の享有を確保し、尊厳の尊重を促進するための条約。障害者の市民的・政治的権利、教育・保健・労働・雇用の権利など、さまざまな分野での取り組みを締結国に求めており、2006年に第61回国連総会で採択された。日本は2007年に署名。

ここでは、医療者が迷いやすい中等度認知症の場面を例示し、認知症

＊12
・人生の最終段階における医療・ケアの決定プロセスに関するガイドライン（改訂）
・身寄りがない人の入院及び医療に係る意思決定が困難な人への支援に関するガイドライン
・認知症の人の日常生活・社会生活における意思決定支援ガイドライン
・障害福祉サービス等の提供に係る意思決定支援ガイドライン

が中等度（ADLの低下を来す）であったとしても、本人が「好き、嫌い」などの意向を表明することができるならば、本人の意思決定能力は部分的にでもあるとみなして、積極的に拾い上げていく点を記している。

厚生労働省「認知症の人の日常生活・社会生活における意思決定支援ガイドライン」の概要

厚生労働省が、「障害者の権利に関する条約」の批准を受けて公開したガイドラインは4[＊12]つあるが、そのうちの1つである「認知症の人の日常生活・社会生活における意思決定支援ガイドライン」[11]の概要を紹介する。

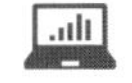
スライド52
「認知症の人の日常生活・社会生活における意思決定支援ガイドライン」の概要

「認知症の人の日常生活・社会生活における意思決定支援ガイドライン」は、今までのガイドラインでは記載されることのなかった「意思決定支援とは何か」を、わが国で初めて記載したガイドラインである。そのこともあり、ほかのガイドラインの基本として位置づけられている。

このガイドラインでは、意思決定支援を「意思の形成支援」「意思表明支援」「意思実現支援」の3つのプロセスに分け、そのプロセスを行き来しながら進むことを提示している。

意思決定能力の評価

意思決定支援における基盤となる支援方法を記載した「認知症の人の日常生活・社会生活における意思決定支援ガイドライン」では、意思決定能力は、以下の4つの機能が統合されたものとしている[11]。

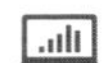
スライド53
意思決定能力

①理解力（understanding）：提供された情報を理解・保持し、自分の言葉で説明できる。診断や治療を理解できる能力。
②認識する能力（appreciation）：自分自身の診断や治療、治療の選択により将来起こりうる結果を自分のこととして認識し考える能力。
③論理的な思考能力（reasoning）：診断や治療に関する情報を参考に、論理的に比較考察する能力。
④選択を表明する能力（states a choice）：意思決定の内容を明瞭に表明する能力。

選択に必要な意思決定能力は、その状況に応じて必要となるレベルも異なるが、高齢者の場合には理解・判断を中心に、認識の低下が問題となることが多い。また、従来、治療や療養方針を決める話し合いの場面では、医療者が説明し、患者が理解できない場合には、そのまま「意思決定できない（意思決定能力がない）」とみなし、家族や周囲の者が本人に代わって決める（代理）ことが行われがちであるが、「認知症の人の日常生活・

社会生活における意思決定支援ガイドライン」をはじめ、新しいガイドラインでは、個人の尊厳を重視し、本人の自己決定を尊重する立場をとっている。

なお、厚生労働省「身寄りがない人の入院及び医療に係る意思決定が困難な人への支援に関するガイドライン」[12]では、「医療に係る意思決定が困難な場合に求められること」として以下のように述べている。

「医療法第1条の4第2項で『医師、歯科医師、薬剤師、看護師その他の医療の担い手は、医療を提供するに当たり、適切な説明を行い、医療を受ける者の理解を得るよう努めなければならない』とされており、本人の判断能力の程度にかかわらず、医師等の医療従事者から適切な情報の提供と説明がなされ、本人による意思決定を基本とした上で適切な医療提供を行うことが重要である」

スライド 54
意思決定能力の評価

認知症で意思決定が難しい場合は、実行機能障害と記憶障害に対する支援を工夫するようにする。例えば、「記憶障害：紙に書いて確認できるようにする」「比較が困難：選択肢の長所・短所を分かりやすく記載して比較しやすくする」「今後の見通しが理解できない:具体的な場面を想像して、どのような事態が生じるかを確認する」などの支援方法を紹介する。

介護者への支援

スライド 55
介護者への支援

ここでは、主たる介護者への支援の主要な項目をまとめて解説する。一般的に、介護者への支援というと傾聴になりがちである。しかし、介護者の多くは認知症の人を理解したいと思っているが、理解できない中での戸惑いを持っている。認知症の人との関係を維持・強化するためにも、認知症の症状を理解し、本人目線でどのように見えるのかを考えられるように支援することが重要になる。

また、認知症の支援は長期間に及ぶ傾向がある。そのことからも、社会的支援に関する情報提供のほか、介護者が自らの精神的健康を維持するためにも、精神的ストレスへの対処方法についても情報を提供することが重要になる。

9. 認知症の人の意思決定支援　スライド

＊平成27年度　厚生労働省老人保健事業推進費等補助金（老人保健健康増進等事業分）　歯科医師、薬剤師、看護師および急性期病棟従事者への認知症対応力向上研修 教材開発に関する研究事業　看護職員分科会編：看護職員認知症対応力向上研修テキスト．2016.より引用．

スライド50＊

認知症の人への心理的支援

- 認知症に伴う精神心理的苦痛
  - 「本人が認識できない」との先入観から見落とされることがある
- 軽度認知症
  - 認知症による違和感・苦痛
  - 自律性の喪失への恐れ
- 中等度・高度認知症においても配慮

スライド51＊

意思決定支援

- 病状の説明は、「個人の尊厳への尊重」、「自己決定権の保障」として重要
- 中等度までの認知症であれば、希望を表明することはほとんどの場合可能である
- 認知機能障害に配慮をした説明をする
  - 静かで落ち着いた環境
  - 分かりやすい言葉、ゆっくりとした語りかけ
  - 表情や身振りなど非言語的なメッセージにも注意を払う

スライド52[11)]

「認知症の人の日常生活・社会生活における意思決定支援ガイドライン」の概要

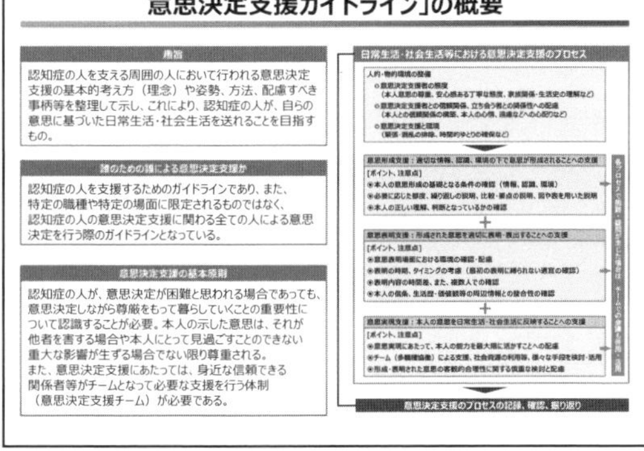

スライド53[13)]

意思決定能力

- 選択を表明する能力（express a choice）
- 治療に関連する情報を理解する能力（understand）
- 情報の重要性を認識する能力（appreciate）
- 論理的に考える能力（reason）

スライド54＊

意思決定能力の評価

- 希望の表明はほとんどの場合可能
- 主たる障害は記憶と比較困難
  - 記憶できない（説明を覚えていない、罹患した事実を覚えていない）
  - 比較できない（選択肢の参照ができない）
  - 今後の見通しを想像できない（自宅に戻ってから何が必要になるか判断できない）

スライド55＊

介護者への支援

- 情緒的サポート
- 認知症の人の「世界観」を理解する支援
- 認知症の人とのかかわり方の支援
- 地域の医療・介護サービスの紹介・引継ぎ
- 介護者が自分で取り組めるメンタルヘルスを維持する工夫

Part 1
10 情報共有、身体拘束防止、退院支援

基本的なケア提供とケアの連続性を保つために

急性期医療では、施設内でさまざまな部署が関わること、退院により支援者が交代することなど、ケアが断絶しがちなポイントが複数あるため、ケアの断絶を防ぐために、どのような点を誰と共有したらよいのかを確認する。

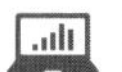
スライド 56
情報を共有する

身体拘束の防止

わが国の急性期医療の認知症ケアにおける課題の一つに、身体拘束の問題がある。身体拘束は人を拘束し、自由を奪う違法行為である。これは医療においても同様である。しかし、急性期医療においては生命を守るためにほかに手段がない場合に限って、身体拘束がやむを得ず必要となる場合がある。スライド 57 に、代表的な場面を例示した。

スライド 57
身体拘束をやむを得ず検討する場合

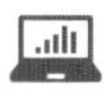
スライド 58
身体拘束は行わないことが原則

ここでは、身体拘束に関する基本的なルールを解説する。

身体拘束は例外的な処置であり、原則的に行わないことを確認することが重要である。身体拘束には、倫理的な問題のほかに、身体的問題（拘束により身体機能の低下が起こること、誤嚥等のリスクが上がること）、精神的問題（BPSD、せん妄の悪化因子）があることを説明する。

やむを得ず実施する場合の三要件（切迫性、非代替性、一時性）[*13] は違法性阻却事由[*14] であり、厳密な運用が必要であることを指摘する。特に、「転倒のリスク」の段階で医療安全上のリスク回避のために身体拘束が行われる傾向があるが、三原則のルールからは問題である。

スライドにある患者と家族への「説明と同意」以降は、やむを得ず実施する場合の手順と注意点についても確認し、リスクを伴った処置である点を指摘し注意喚起する。

＊13　身体拘束が「緊急やむを得ない場合」に該当する 3 要件
介護保険運営基準において定められている。
- 切迫性：利用者本人または他の利用者等の生命または身体が危険にさらされる可能性が著しく高い
- 非代替性：身体拘束その他の行動制限を行う以外に代替する介護方法がない
- 一時性：身体拘束その他の行動制限が一時的なものである

＊14　違法性阻却事由
通常は違法とされる行為でも、例外的な事情があるため違法性はないとされること。

認知症の人の退院支援

スライド59
退院支援・調整のプロセス　認知症の人の退院が困難になる要因

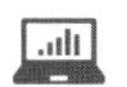
スライド60
退院支援のための情報収集

認知症の人は在院日数が延長しがちな上、施設入所も増え、再入院も多い。そのため入院中のケアと共に退院支援を強化する必要性を解説する。退院支援が難しくなる主な要因は、合併症の増加、医療的な処置の増加、家族の介護負担の3点である。

また、退院支援も意思決定支援であること、そのため本人の意向を確認しながら進める点が重要である。

退院支援というと、ADLを評価して必要な介護スタッフを入れるイメージになりがちである。重要なことは、本人が自ら生活できるよう支援する点であり、本人の残存能力を最大限活用することを目指す。その点で、まずは入院前と同様の生活を営めることが目標となることが多い。

まとめ

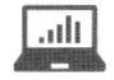
スライド61
まとめ　一般病院における認知症の治療・ケア

全体の振り返りを行う。一般病院に求められる認知症ケアは認知機能障害を踏まえた身体管理とケアであり、それは身体機能・精神機能の低下を予防すること、具体的には痛みの管理、栄養管理、せん妄の予防であることを改めて確認する。

引用文献

1) 厚生労働省研究班推計．2013.
2) 厚生労働省：平成26年度 入院医療等における実態調査.
3) 朝田隆（研究代表者）：厚生労働科学研究費補助金認知症対策総合研究事業平成23年度～平成24年度総合研究報告書．都市部における認知症有病率と認知症の生活機能障害への対応．2013.
4) 日本醫事新報．No4074．2002年5月25日.
5) 合同会社 HAM 人・社会研究所：平成27年度　老人保健事業推進費等補助金「歯科医師、薬剤師、看護師および急性期病棟従事者への認知症対応力向上研修教材開発に関する研究事業」報告書．2016.
6) 鳥羽研二：認知症高齢者の早期発見　臨床的観点から．日本老年医学会雑誌．2007；44（3）：305-307.
7) 小林義雄，町田綾子，鳥羽研二，他：認知症患者の総合的機能評価．日本老年医学会関東甲信越地方会.
8) Bentley Meyer, 2004.
9) 目黒謙一，他：簡易観察尺度AD8日本語版（AD8-J）の信頼性と妥当性の検討．日本老年医学会雑誌．2015；52（1）：61-70.
10) Reisberg B et al: Functional staging of dementia of the Alzheimer type. Ann NY Acad Sci 1984；435：481-483.
11) 厚生労働省：認知症の人の日常生活・社会生活における意思決定支援ガイドライン．2018.
12) 平成30年度厚生労働行政推進調査事業費補助金（地域医療基盤開発推進研究事業）「医療現場における成年後見制度への理解及び病院が身元保証人に求める役割等の実態把握に関する研究」班（研究代表者　山縣然太朗）：身寄りがない人の入院及び医療に係る意思決定が困難な人への支援に関するガイドライン．2019.

13) Grisso, et al.：Law Hum Behav 1995.
14) 日本総合病院精神医学会教育・研究委員会編：身体拘束・隔離の指針．日本総合病院精神医学会治療指針 3．星和書店；2007．P.60-62.

参考文献

・小川朝生；あなたの患者さん，認知症かもしれません　急性期・一般病院におけるアセスメントから BPSD・せん妄の予防，意思決定・退院支援まで．医学書院；2017.

10. 情報共有、身体拘束防止、退院支援　スライド

＊平成 27 年度　厚生労働省老人保健事業推進費等補助金（老人保健健康増進等事業分）　歯科医師、薬剤師、看護師および急性期病棟従事者への認知症対応力向上研修 教材開発に関する研究事業　看護職員分科会編：看護職員認知症対応力向上研修テキスト．2016. より引用．

スライド 56＊

情報を共有する

- チーム内で話し合う
  - 本人の好み、意向を繰り返し確認する
  - スケジュールの共有
  - せん妄のリスク、食事介助の必要性、疼痛の評価方法
  - 支援内容、声かけの統一
- 施設内でのコーディネーション
  - 検査・処置の時の対応
  - 迷子
- 専門チームへのコンサルテーション
- 外来・かかりつけ医への情報提供
  - 退院後もフォローが途切れないように、外来スタッフ、在宅スタッフと話し合う機会をもつ

スライド 57＊ 14)

身体拘束をやむを得ず検討する場合

医学的視点

- 意識障害にある患者の危険な行動の防止
- 精神症状に基づくと推定される自傷的あるいは他害的行動の防止
- 近時記憶のため、離床時に看護師に知らせる手順を学習できない患者の転倒骨折事故の防止
- 突発した興奮や暴力的行動が脳器質性疾患に起因している可能性を否定できず、鑑別の過程にある場合
- 身体疾患への安全性を考慮して選択された薬物の種類あるいは量が鎮静に不十分な場合

スライド 58＊

身体拘束は行わないことが原則

行わないことが原則
（倫理的問題、身体・精神的な問題（BPSD、せん妄の強力な増悪因子でもある））

- 三原則の確認（切迫性、非代替性、一時性）
  他の対応を試みたうえで、安全を確保するための取りうる代替方法がないことをチームで確認し、その上で必要最小限度に限る
- 説明と同意
  - 患者・家族に説明
  - 必要性を判断するに至った経緯を診療録に記載
  - 内容を診療録に記載
- 観察・評価・記録
  - モニターを装着、毎日医師の診察が必要
- 専用の用具を用いる　（マグネット式の専門用品）
- 阻血の防止
- 誤嚥の防止
- 深部静脈血栓・肺塞栓の防止

身体拘束はBPSDの解決策にはならない

スライド 59

退院支援・調整のプロセス
認知症の人の退院が困難になる要因

- 合併症の増加
- 医療的な処置が増え、施設介護の必要性が高まり、調整に時間を要する
- 認知機能の悪化やADLの低下により、家族の介護負担が増す
- 介護力の低下

スライド 60*

退院支援のための情報収集

退院後の生活をイメージするために

① 入院前（病状変化前）の生活を把握する
② 身体疾患・生活歴の経時的変化を把握する

入院前の生活に戻ることが退院の目標

認知症の人は再入院になりやすい
確実に地域に情報をつなぐことが大事

スライド 61*

まとめ　一般病院における認知症の治療・ケア

- 認知症の発見
- せん妄の予防・発見・対応
- 認知機能障害に配慮した身体管理
  - 疼痛
  - 栄養管理・脱水の予防
  - 服薬管理
  - セルフケア支援
- 認知症を考慮した退院調整
- 認知機能障害に配慮したコミュニケーション
- 認知機能障害に配慮した治療同意・意思決定支援

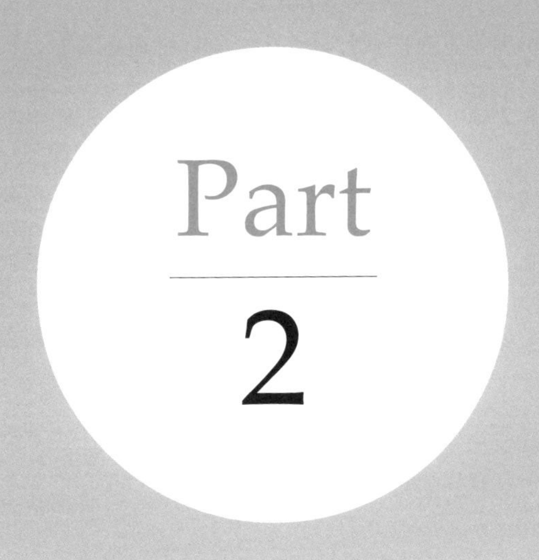

一般病院における『医療者のための認知症対応シート』の活用

この章では

院内研修を担当する際に、どのように研修を進めると効果的な内容になるのかと悩む教育担当者も多いのではないだろうか。「認知症ケアに関する教育プログラム」は、『医療者のための認知症対応シート』の活用方法を教育担当者が理解した上で研修を実施することにより、初心者から経験を重ねた熟練者まで満足できる研修が行えるように構成されている。初心者にとっては、認知症とは何かを理解することから始まり、現れている症状はなぜ起こっているのか考えるきっかけとなる。症状が起きている理由を理解することにより､具体的なケア方法を見つけやすくなる｡熟練者にとっては、自分が日ごろ実践していることの裏付けになり、さらに少し工夫することに気づき、認知症の人にとってより安全で安心できるケアの提供を考えるきっかけになるのではないかと思う。

ここでは、『医療者のための認知症対応シート』の効果的な活用方法について紹介する。

Part 2
1 一般病院における『医療者のための認知症対応シート』の活用方法とケア

『医療者のための認知症対応シート』を活用した院内研修の意図、研修方法

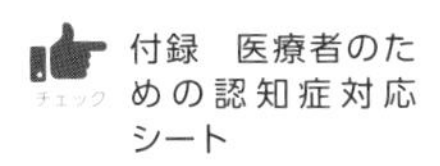
付録　医療者のための認知症対応シート

院内研修を行う際に、認知症についての基本的な講義の後、事例検討・ロールプレイによるケアの実践を体験することで、受修者が具体的な行動へつなげられるように構成されている。限られた研修時間内に効果的な事例検討およびロールプレイを行うあんちょこ（道しるべ）として、『医療者のための認知症対応シート』（以下、『あんちょこ』）を活用する（図2-1）。『あんちょこ』は本書巻頭に掲載している。切り取ってポケットに収納できるので、認知症ケアに役立てていただきたい。

『医療者のための認知症対応シート』の活用方法

『あんちょこ』はStep 0～3と認知機能障害に配慮した基本的コミュニケーション・スキルより構成されている。Stepに合わせ、活用方法を説明する。

入院時もしくは入院中に、高齢者が意識障害を起こしており、もしかして「せん妄？」それとも「認知症？」のどちらかで迷った場合、まずは、せん妄の3因子である準備因子・直接因子・促進因子の中から、せん妄が

- 認知症についての講義、事例検討・ロールプレイによるケアの実践を体験することで、院内研修を受けた人が具体的な行動へつなげられるように構成。
- 限られた研修時間内に効果的な事例検討およびロールプレイを行う『あんちょこ』（道しるべ）として活用。

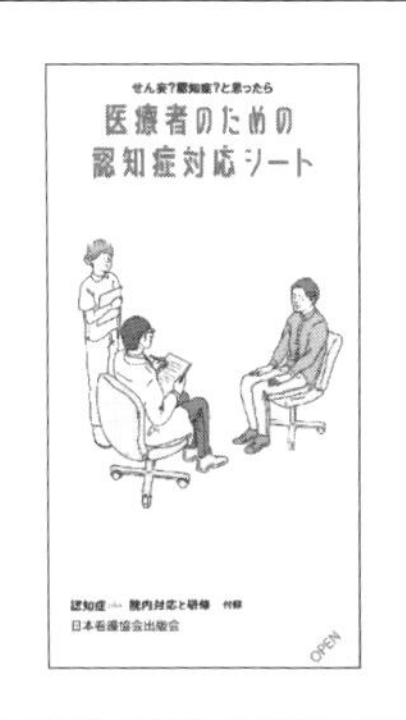

図2-1　医療者のための認知症対応シート

起こりやすい素因である準備因子の５項目を確認する。

【せん妄の準備因子】
□70 歳以上
□脳器質的障害（脳転移含む）
□アルコール多飲
□せん妄の既往
□ベンゾジアゼピン系内服

準備因子が１つでも当てはまれば、Step 0 の「せん妄かも？」のページを活用し、せん妄についての詳細を確認する。

Step 0　せん妄かも？

Check！【本人に聞いてみよう】
□混乱した
（頭にもやがかかったようで考えられない、集中できない）
□病院にいるかどうか分からなくなった
Check！【観察しよう】
□注意力の低下
（視線が合わずにキョロキョロしている、話の内容に集中できない）
□会話にまとまりなく、話がそれていく

上記のような、入院前と様子が異なる症状がみられる場合は、何らかの身体機能の低下が影響し、せん妄が起こっている可能性が考えられる。特に、高齢者が意識障害を来している場合、高齢者の３大せん妄の原因といわれている、脱水や感染（呼吸器、尿路感染、褥瘡）、薬（睡眠導入剤や抗不安薬）などが存在していることが多いため、確認し、何か当てはまればせん妄の治療を進める必要がある。

Step 1　身体機能の低下・せん妄を予防しよう

Step 0 で確認し、「せん妄かも？」と感じた場合は、Step 1「身体機能の低下・せん妄を予防しよう」のページを活用する。

せん妄症状がある場合は、低栄養・脱水、痛み、便秘、薬剤、環境の観察項目を確認し、□にチェックを入れる。

観察項目の□にチェックが入った項目を参考にケアを行う。

Step 2　認知機能障害（中核症状）を意識したケア

「もしかして認知症？」と感じたら、Step 2「認知機能障害（中核症状）を意識したケア」のページを活用する。

認知機能障害（中核症状）の注意、実行機能、記憶、社会的認知、視空間認知、言語の観察項目を確認し、□にチェックを入れる。

観察項目の□にチェックが入った症状のケア項目を参考にケアを行う。

Step 3　入院時からはじめる患者の意向を尊重した退院支援

認知症の人は、早期退院が困難になりやすいため、適切な対応をするために Step 3「入院時からはじめる患者の意向を尊重した退院支援」を活用し、入院時から退院までの流れの中で退院支援を進める。

Step 3-1 では「入院前の様子を具体的に確認しよう！」とし、入院前（病状変化前）の生活状況を把握し、入院前の生活に戻れるよう目標設定し、退院支援につなげる。「入院前の様子」で得た情報より、「できることを継続し、できないことは支援する」ことを念頭に入院中から関わっていく。また、可能な限り「好きなことを取り入れ、嫌いなことを避ける」ように支援できると、BPSD の予防につながる可能性があるため、項目として挙げている。そして、「IADL の確認」をし、Step 3-2 へつなげる。

Step 3-2 では「退院にむけて確認しておきたいこと」を挙げ、認知症の人の意向を確認した上で、退院後に予測される問題点を確認し Step 3-3 につなげる。

Step 3-3 では「退院支援体制を整えよう！」とし、家族・介護者・医療支援者へケアの引き継ぎをする流れを理解し、退院支援することを意識づける。

必見！　認知機能障害に配慮をした基本的コミュニケーション・スキル

「認知機能障害に配慮をした基本的コミュニケーション・スキル」では、知っていれば誰でもすぐに実践できる認知症の人への接し方の工夫を紹介している。

研修中のロールプレイによるケアの実践を体験する際に、看護師役の受講者にぜひ活用していただきたい。

具体的には、ロールプレイを始める前に、「『必見！　認知機能障害に配慮をした基本的コミュニケーション・スキル』に挙げられている項目の中から、今回のロールプレイを行う上で、意識する項目を１つ挙げて演じてください」と伝え、受講者に意識する項目を「～について意識して演じます」と意思表示してもらってからロールプレイを開始すると、より効果的である。

＊＊＊

ここでは、教育担当者が研修を進める際に、『あんちょこ』の活用方法を理解し、事例検討やロールプレイによるケアの実践が効果的に行えるよう、活用方法について説明した。研修で活用することにより、受講者もシートの活用方法を習得し、認知症のアセスメントとケアで悩んだときの道しるべとして、認知症の人のケアの向上につなげていただきたい。

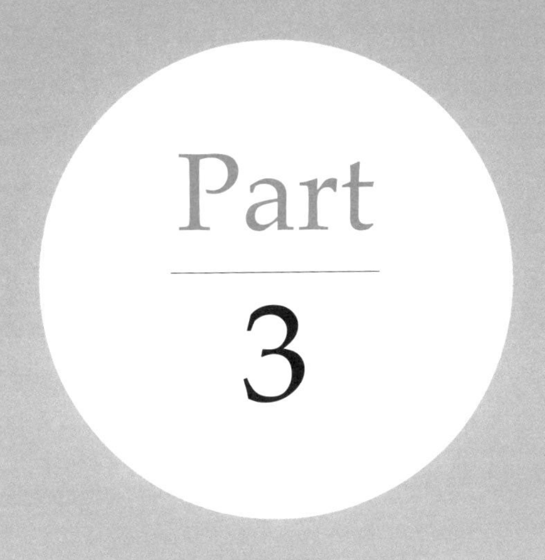

《事例検討》

認知機能障害への気づきと対応

この章では

一般病院において、看護師が認知症について詳しい知識を身につけておくことはきわめて有用であるが、そのような機会は少ないのが現状である。そこで、今回筆者らは、AMED（国立研究開発法人日本医療研究開発機構）の助成を受けて「医療者のための認知症対応シート」（以下、『あんちょこ』）を作成した。本シートは、一般病院に入院した患者に対する認知機能障害の気づきと対応について、臨床現場ですぐに使える実践的知識を時系列に沿ってまとめたものである。ここでは、主な認知機能障害のアセスメントと対応について、本シートのなかでもStep 2「認知機能障害（中核症状）を意識したケア」を中心に述べていく。

Part 3

1 一般病院で認知機能障害をおさえておく必要性

わが国は超高齢社会を迎えて入院患者は年々高齢化しており、一般病院において認知症を有する患者の比率も増加の一途をたどっている。ただし、認知症の患者は認知機能障害に対する自覚が乏しいため、もの忘れ外来などへの受診につながらないケースも比較的多い。したがって、認知症の患者の大半はその診断がついておらず、そのことが一般病院における認知症の患者の把握を困難にしている一因である。

一般病院で看護師が認知症に気づくのに遅れた場合、一体どのようなことが起こるだろうか。次のケースを見ていただきたい。

74歳の男性。妻との2人暮らし。胃がんの手術目的で入院となった。入院時に看護師が検査の説明をした際、何度も同じことを尋ねてくる様子がみられたものの、認知症の診断はついていなかったこともあり、病棟スタッフは年齢相応と考えた。入院後より食事摂取が進まなかったが、特に嘔気や腹痛などの訴えはなく、同じく経過がみられていた。夜間不眠に対して睡眠薬が投与された後、つじつまの合わない言動や易怒性などが出現したため、身体拘束が行われた。術後も引き続き身体拘束が行われ、その後も認知機能障害が遷延し、さらには筋力の低下や低栄養状態も持続してみられたため、主治医は自宅への退院は困難と判断。施設へ転院となった。

いかがだろうか。本来は自宅で生活できていた軽度認知症の患者にもかかわらず、入院を契機として身体機能や精神機能の低下が顕著となったことで入院期間が長期化し、結果的に自宅に戻れないばかりか施設入所となってしまった。このようなケースは、残念ながら現実に起こっているものと考えられる。

本ケースのように、認知症患者が一般病院に入院すると、環境や周囲の対応への不適応によって行動・心理症状（BPSD）を来したり、身体疾患の悪化や不適切な薬剤投与などによってせん妄を発症したりすることがある。そして、そのことによって重要な身体症状が見落とされてしまって対応が遅れ、症状のさらなる悪化につながってしまう。また、せん妄によって転倒・転落や誤嚥性肺炎を引き起こしたり、身体拘束が行われたりすることによって筋力の低下や褥瘡などがみられるなど、ADLの低下が顕著となる可能性もある。さらに、幻覚・妄想や感情障害、認知機能障害などの出現・悪化によって、情動面にも大きな混乱を来すことになる。

これらを予防するためには、一般病院の看護師が、なるべく早い段階で認知症に気づくことがポイントである。そして、認知機能障害を念頭に入れた対応を継続して行うことで、身体機能や精神機能を維持したまま退院につなげることが可能になる。したがって、一般病院における看護師は、たとえ専門外の分野ではあっても、認知機能障害のアセスメントや対応について十分理解しておく必要があると言えるだろう。

Part 3
2

主な認知機能障害のアセスメントと対応

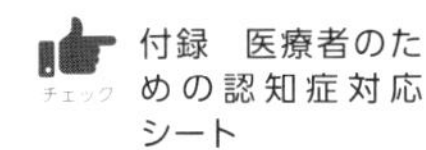
付録　医療者のための認知症対応シート

一般病院において、看護師が認知症について詳しい知識を身につけておくことはきわめて有用であるが、そのような機会は少ないのが現状である。『あんちょこ』は、一般病院に入院した患者に対する認知機能障害の気づきと対応について、臨床現場ですぐに使える実践的知識を時系列に沿ってまとめたものである。ここでは、主な認知機能障害のアセスメントと対応について、本シートのなかでもStep 2「認知機能障害（中核症状）を意識したケア」を中心に述べていく。

認知機能障害（中核症状）のアセスメントと対応

1．注意障害

■観察項目

□ちょっとした物音で中断する

■ケア

□静かで落ち着いた環境

□視線を合わせてから声をかける

注意障害とは、簡単に言うと「一つの物事に続けて取り組むことができなくなること」である。注意には3つの作用があり、①ある刺激に焦点を当てる（注意の選択）、②焦点づけしたらそれを維持する（注意の維持）、③適切に振り分ける（注意の制御）、に分けることができる[1]。

例えば、食事がなかなか進まない場面を考えてみる。お皿がたくさんあり、どれから食べていいのか分からない（注意の選択や制御）や、食べようとしたら気がそれてしまう（注意の維持）等がみられることがある。

会話を試みても、視線が合わなかったり、イヤホンを付けていることに気がつかなかったり、そわそわと落ち着かずテレビのリモコンなどを触り続けていることがある。会話内容も、同じことを何度も聞いてきたり、話がまわりくどくなったり、質問の内容と違う返答があったりする。

『あんちょこ』に沿った　認知機能障害のアセスメントと対応

Step 2 認知機能障害（中核症状）を意識したケア

1. 注意機能の障害 ⇒ p.57
2. 実行機能（計画・予測・比較）の障害 ⇒ p.59
3. 記憶障害 ⇒ p.61
4. 社会的認知の障害 ⇒ p.63
5. 視空間認知の障害 ⇒ p.63
6. 言語障害 ⇒ p.64

	観察項目	ケア
注意	□ちょっとした物音で中断する	□静かで落ち着いた環境 □視線を合わせてから声をかける
実行機能計画・予測・比較	【本人・家族に聞く】 □段取りを組むことが苦手になる □今までできていた家事や作業に時間がかかる □買い物が独りでできなくなる（買い忘れ、同じ品を買ってくる、お釣りの計算ができない） □新しい場所に行ったときに混乱する Check!【観察】 □食事時、はしなどを適切に使って自主的に食べられますか？ □排泄時、一連の動作を順序立ててできますか？ □シャワー・リモコン・電話などの道具を使えますか？	□分かりやすい環境 ●あらかじめ時間を予告をする ●ケアの時は先に声をかけてからケアをはじめる ●家族やペットなどの写真を置く □行動をうながすように声をかける □最初のきっかけとなる動作を手伝う □一度に複数のことをするような複雑な作業は避ける □選択肢は簡単にわかりやすく（二択にする） □言語以外のメッセージにも気を配る（家族にサポートを依頼する）
記憶	【本人・家族に聞く】 □物を置いた場所を忘れる □薬を飲み忘れる・飲んだことを忘れてしまう □聞いたこと・したことを忘れる □重要な約束をすっぽかしてしまう Check!【本人に聞く】 □担当医の説明、治療スケジュールを覚えていますか？ □入院してからの期間はどのくらいですか？	□一日のスケジュールを見えるところに置く □リアリティ・オリエンテーションの実施 □日々使用する物は置く場所を固定する □親しみを感じている、なじみのある持ち物を置く □忘れない工夫を本人・家族と相談（見えるところにメモをおく、など） □間違いや失敗を指摘しない・否定しない
社会的認知	□まわりの様子を把握したり配慮したりできる？（場の雰囲気、状況など） □同じ服を着続ける	□会話は具体的に分かりやすく □表情やしぐさも観察（非言語的な表現に注意）
視空間認知	□部屋を間違える、ベッドに頭と足を逆に寝る □便座にうまく座れない	□照明を明るくする・床の反射を減らす □コントラストをつける □空間：目印をつける
言語	□代名詞が多い（「あれ」、「それ」など）	□要点は書いて説明する □メモや図を使う

感情の易変動（怒りっぽくなる）も、注意力の低下によって引き起こされる症状といわれている。病院は私たちが想像している以上に、認知症の患者にとって刺激が多い。この刺激による反応や疲弊が、興奮や怒りっぽさとして表出される場合もある。

ケアとしては、注意力を維持できるような静かで落ち着いた環境がよい。しかし、認知機能低下が疑われる場合、転倒・転落予防の観点などからナースステーションに近い部屋や、廊下に近いベッドに入院することも多いのではないだろうか。看護師がすぐに訪室しやすいというメリットもあるが、廊下の音や人の話し声、人の頻回な出入りが多い環境でもある。このことは、認知症患者の注意が削がれやすいだけではなく、刺激が過剰となってしまうことがある。

病院によっては、物理的に環境を整えるのが難しい場合もある。自施設で可能なことはどのようなことか、人的環境（話し声や、足音など）の配慮など、普段から話し合っておくことも大切である。

これらの症状は、一概に注意障害だけが原因とは言えないが、環境調整を試みることで改善されることも多い。

注意障害があると、視線を医療者に向けることが難しいこともある。患者の視線を医療者がつかまえ、しっかりと目線を合わせてから声をかけることが重要である。目線を合わせるために、数秒の時間はかかるが、コミュニケーションの工夫がその後の入院生活に影響する（詳細は Part 4 を参

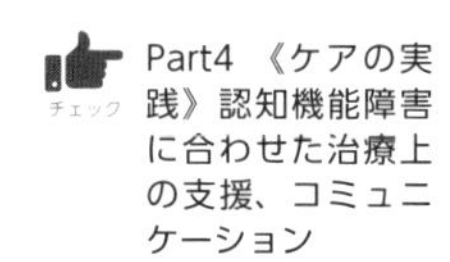

照）。

そして、注意障害は認知症のみならず、せん妄でも多くみられる。環境調整した後も落ち着かない状態が続くようであれば、せん妄を起こしていないか、『あんちょこ』の Step 0 ～ 1 に立ち戻り、再度アセスメントする必要がある。

2. 実行機能障害　（計画・予測・比較）

ここでは、「観察項目」と「ケア」を分けて解説する。

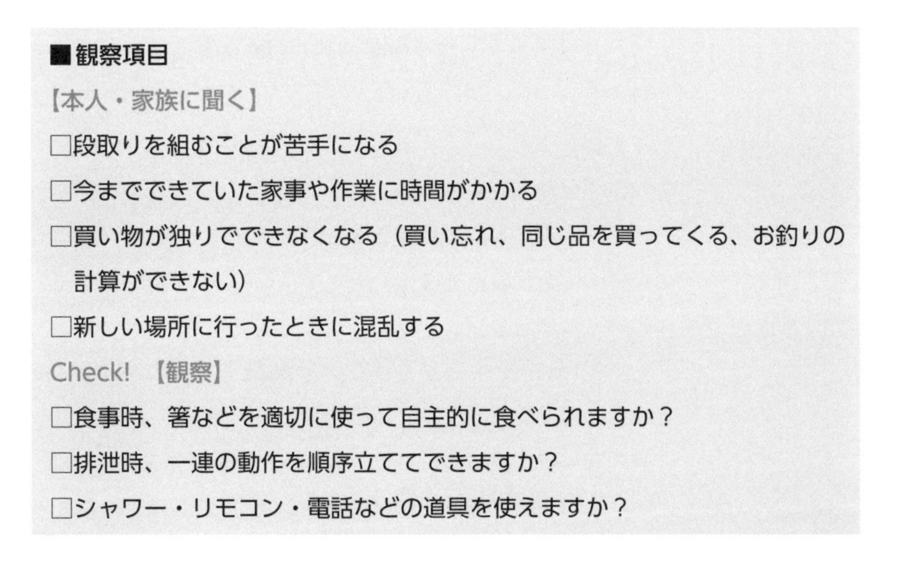
■観察項目

【本人・家族に聞く】

□段取りを組むことが苦手になる

□今までできていた家事や作業に時間がかかる

□買い物が独りでできなくなる（買い忘れ、同じ品を買ってくる、お釣りの計算ができない）

□新しい場所に行ったときに混乱する

Check! 【観察】

□食事時、箸などを適切に使って自主的に食べられますか？

□排泄時、一連の動作を順序立ててできますか？

□シャワー・リモコン・電話などの道具を使えますか？

普段、私たちは仕事や生活をする上で、ある程度の見通しを立て、どのように動けばよいのかを考えながら行動している。しかし、実行機能障害がある患者は、計画を立てたり、予測したり、比較したりすることが困難となる。

例えば、外来通院場面を考えてみる。予約時間を考えて家を出発し、間に合うように移動手段を選択し、準備をするが、認知症患者の場合はそれも困難となることもある。予定を修正することできず､その結果､受診キャンセルとなってしまうこともある。

次に入院中の場面を考えてみる。入院前は服薬の自己管理ができていた患者も、病院という非日常的な環境で混乱し、服薬の自己管理ができなくなることもある。さらに、先の見通しを立てるのが苦手になるため、複数の作業を同時にしたり、行動の修正ができなくなることが増える[2)]。このことから、発熱時や疼痛時に自分で判断して薬を希望することができなくなったり、退院後に必要な社会資源の導入に難色を示すなどの行動がみられることもある。その人の性格と決めつけずに、実行機能障害が背景にある可能性も考えておく。

＊1　p.27参照。

Part5《ケアの実践》認知機能障害を意識した退院支援

実行機能障害の有無をアセスメントするための重要な情報の一つとして、元々のADL・IADL[＊1]が挙げられる。身体疾患の増悪がある場合（入院時）は、いつもと比較しADL・IADLは低下していることが多い。入院前の患者の情報を確認することは、入院時から始める退院支援の一つにつながる（詳細は Part 5 を参照）。

しかし、本人の意識レベルの低下や、独居で身寄りがない場合など、本人や家族に確認することが難しい場合もある。その時は、『あんちょこ』の Step 2　Check!【観察】の項目で、実行機能の障害の程度を確認できる。今回、例として挙げているこれらの項目は、特別な検査をする必要はなく、日々のケアで確認できることが特徴である。

■ケア

□分かりやすい環境
- ・あらかじめ時間を予告をする
- ・ケアのときは先に声をかけてからケアをはじめる
- ・家族やペットなどの写真を置く

□行動をうながすように声をかける
□最初のきっかけとなる動作を手伝う
□一度に複数のことをするような複雑な作業は避ける
□選択肢は簡単に分かりやすく（二択にする）
□言語以外のメッセージにも気を配る（家族にサポートを依頼する）

まず、患者に合わせた分かりやすい環境を調整することが大切である。一般的にはまだ「認知症＝記憶障害」というイメージが強いため、記憶障害の目立たない患者は、家族には認知機能が低下していないと判断されていることもある。これを受け、医療者も認知機能が低下していない患者として対応してしまう。しかし、このような患者にとっても、入院は「新しい場所」である。新しい環境に適応しようとし、家ではさほど目立たなかったBPSDが出現することもある。それらを予防するためにも、早期から分かりやすい環境を調整し、患者の不安を軽減することは重要である。

実行機能の障害がある場合、最初の行動を起こすことができれば、次の動作につながることもある。例えば、食事開始場面で手をつけられない様子があるときには、声をかけたり、スプーンに食事をのせるなど、きっかけとなる動作を手伝うことも有効である。

一度に複数のことをする場合も、注意が必要である。例えばバイタルサインを測定するときなどは、血圧計や体温計などを見せながら一つのことが終わった後に次の動作を行うことで、患者の不要な混乱を避けることができる。

多くのものから選択することもできなくなるので、選択肢も極力少なくすることが大切である。本人の能力に合わせて閉ざされた質問で確認することも検討する。

痛みなど言葉で訴えられないこともあるため、患者の非言語的なメッセージを見逃さないように観察する。その際も、一緒に住んでいる家族などに、痛いときにはどのような表情や行動をしていたのかなど、入院前の様子を確認しておくとよい。そして、実行機能障害に配慮し、本人が痛み止めを飲めるような関わりが大切である。

3．記憶障害

ここでは、「観察項目」と「ケア」を分けて解説する。

■観察項目

【本人・家族に聞く】

□物を置いた場所を忘れる

□薬を飲み忘れる・飲んだことを忘れてしまう

□聞いたこと・したことを忘れる

□重要な約束をすっぽかしてしまう

Check!【本人に聞く】

□担当医の説明、治療スケジュールを覚えていますか？

□入院してからの期間はどれくらいですか？

記憶障害は、一番イメージしやすい症状であろう。記憶障害とは「新しい体験を記憶することができない」こと。厳密に言えば、「一瞬（即時）は覚えているものの、数分から数日の単位になると記憶を保つことができなくなる」ことを指す[3)]。

入院時に、入院日や入院目的などが分からない状態であれば、認知機能の低下は著しいといえる。ただ、身体状態が悪くなっての入院のため、身体状態の改善とともに認知機能も改善していくこともある。ここでも、やはり、入院前の患者の記憶障害の程度を確認しておく必要がある。

■ケア

□一日のスケジュールを見えるところに置く

□リアリティ・オリエンテーションの実施

□日々使用するものは置く位置を固定する

□親しみを感じている、なじみのある持ち物をおく

□忘れない工夫を本人・家族と相談
（見えるところにメモを置く、など）
□間違いや失敗を指摘しない・否定しない

記憶障害に配慮したケアは、臨床でもよく実施されているのではないだろうか。

スケジュールやメモなどを見えるところに置くことは大切であり、置いた後に本人に確認するとよい。書字が可能な患者であれば、一緒にスケジュールを書くことなども有効である。

リアリティ・オリエンテーションは、患者に対し正しい日時や場所、人物などの情報を繰り返し教示することで、現実見当識を高めようとする、認知に焦点を当てた介入である[4)]。日々のケアの中で、個人向けに行われる場合が多いが、集団で見当識訓練を行うリアリティ・オリエンテーションクラスなどもある[5)]。

臨床では、意識レベル（JCS）の確認等で、日付や場所などを聞くことも必要な場面もある。しかし、認知機能の程度や変動状況を把握するために、毎日、本人に日付を確認することは、記憶障害があることを患者に直面化させてしまうなどの悪影響を及ぼす場合もある。

確認方法も、会話の中でさりげなく確認したり、場合によっては本人が間違えたとしても、間違いが本人の不利益とならない場合は、あえて訂正しないことも自尊心に配慮したケアとして大切である。

また、訂正する場合でも、「入院した後は皆さん分からなくなることが多いです」「急に聞かれると答えづらいですよね」など、自尊心を傷つけない言葉がけは大切である。

親しみのあるものや、なじみのある持ち物は、本人に安心感を与える。急な入院の場合は、自分の知らない物ばかりがある環境となるため、不安は強まる。物に限らず、家族やペット、育てている花などの写真は、患者に安心感を与える。そして、それらを一つのコミュニケーションツールとして医療者と会話することは、患者の快感情を引き出すことにつながる。認知機能の入院生活の中でできないことが増え、自尊心が低下したり、不安が強まる中で、「回想法」[*2]的なアプローチとして、過去のエピソードなどを語ってもらうことも効果的である。

＊2　回想法
昔の思い出を語り合い、共感しながら心の安定を図るケア。

4. 社会的認知の障害

■観察項目
□まわりの様子を把握したり配慮したりできる？（場の雰囲気、状況など）
□同じ服を着続ける
■ケア
□会話は具体的に分かりやすく
□表情やしぐさも観察（非言語的な表現に注意）

これらの項目が観察されるのは外来診療場面が多い。診察後にもかかわらず、急に診察室に入ってきたり、周囲のことを気にせず大声で話したりする。実行機能の障害もあるため、服を選択する能力が低下していることも関係するが､同じ服を着続けても本人は気にすることもない｡場合によっては、体温調整がうまくいかないのか、夏場でも「寒い」と厚着をすることもある。そこから脱水などにつながり、認知機能の悪化を招くこともあるため、注意が必要である。

ケアとしては、これらのような行動があったときには、頭ごなしに指摘するのではなく、患者の自尊感情に配慮しつつ、具体的な言葉がけが大切である。

5. 視空間認知の障害

■観察項目
□部屋を間違える、ベッドに頭と足を逆に寝る
□便座にうまく座れない
■ケア
□照明を明るくする・床の反射を減らす
□コントラストをつける
□空間：目印をつける

病棟は大抵、同じような扉や構造であり、視空間認知機能の障害や記憶障害により、部屋を間違えることもある。本人が見やすいように、部屋の前にぬいぐるみなどの目印を置いておくことや、廊下にビニールテープを貼って案内することも一つの工夫である。

自分の体と対象物の距離感などがとりづらくなっている場合もあるため、ベッドに真っすぐ臥床できなかったり、場合によっては頭と足が逆に

なることもある。

同様に、便器と自分の体の位置の把握ができないため、変な位置に座ってしまうこともある。特に、便器と床の色が同系色だと区別がつきづらいこともあるので、コントラストをつけることで見やすくなることもある。

食事場面でも、白い食器に白米など食器と同系色の食べ物は見分けがつかないこともある。そのときは食器の色を変えるなどコントラストをつけるケアが有効となる。

6. 言語障害

■観察項目
□代名詞が多い（「あれ」、「それ」など）
■ケア
□要点は書いて説明する
□メモや図を使う

言語障害は、大きく分けて「物の名前が思い出しにくくなる（語の想起困難）」「言葉の意味の理解が障害され、意味の把握が難しくなってくる（流暢性失語）」の2つがある[6]。

患者との会話が成り立たないと感じるときは、難聴や言語障害が背景にあると考えておく。

言葉が出にくいだけではなく、言葉の意味自体の理解が困難になってしまう。医療者からの説明に「わかった」と答えたとしても、理解していないこともある。これらは、本人の意思決定に関しても大切な部分であるため、丁寧なアセスメントが必要である。

「ケア」の「要点は書いて説明する」は、書いたものをただ見せるのではなく、患者は読めるのか、内容を理解しているかなどを確認しながら進めていくとよい。

認知症の重症度によっては、識字能力が異なっている（表3-1）[7]。

そして、記載する言葉の表現にも配慮が必要である。禁止言葉（〜しな

表3-1 文字の理解と書字能力

認知症の程度	文字を読んで理解する		文字を書く		
	漢字	仮名	漢字	仮名	自分の名前
軽度	○	○	△	○	○
中等度	△	○	△	△	○
重度	×	○	×	×	△

（飯干紀代子：看護にいかす　認知症の人とのコミュニケーション　現場で使える理論とアプローチ. 中央法規出版; 2019. p.71より引用）

いでください、駄目です　など)、いわゆるスピーチロックになるような言語は避けるのが望ましい（例：起きないでください→横になって過ごしましょう　など)。

Part 3

3 グループワークによる研修の意図

ここでは、認知機能障害への気づきと対応を学ぶグループワーク（以下、本研修）について解説する。

本研修の意図は、①認知症の存在に早めに気づくことができる、および②認知症の患者への適切な対応を行うことができる、の2点である。

すでに述べたように、認知症の患者はその診断がついていないことが大半である。そのため、認知症の患者が一般病院に入院しても、病棟スタッフは認知症に気づくのが困難となり、適切な対応が行われず、ADLの低下やせん妄・BPSDの発症などにつながってしまう。

そこで、身体機能や精神機能を維持したまま退院につなげるために、まずはなるべく早い段階で認知症に気づくことが重要である。ただし、認知機能には、いわゆる「もの忘れ」として理解されている「記憶」の問題だけでなく、注意、実行機能、社会的認知、視空間認知、言語などさまざまな領域がある。そこで、認知機能におけるどの領域の障害がどのようなエピソードとなって現れるかについて、可能な限り具体的に理解しておくことが求められる。

本研修の意図は、事例を用いたグループワークを行うことにより、認知症に早めに気づき、適切な対応につなげるものである。

チェック Introduction「認知症ケアに関する教育プログラム」の概要

本研修の流れと内容は表3-2のとおりである。また、グループワークの概要はIntroductionを参照していただきたい。次頁より本研修の具体的な進め方について、1事例をもとに解説する。

表 3-2　本研修の流れ（グループワーク）

項目	所要時間	内容
準備	－	・1 グループ 8 人程度になるようにグループ分けをしておく。 ・各メンバーの経験年数がさまざまになるようにする。 ・各グループごとに、ホワイトボードとマジックを準備する。 ・各グループには、可能であればサブファシリテーターがつく。 ・全体の進行はメインファシリテーターが行う。
#1 導入	3 分	・メインファシリテーター（進行役）が趣旨などについて説明する。
#2 事例提示	2 分	・メインファシリテーターが事例を読み上げる。
#3 グループワーク	25 分	・グループ内で司会・書記・発表者を速やかに決める。 ・司会者が Q1 および Q2 についてのディスカッションを進行する。 ・書記は各人の意見をホワイトボードに書く。 ・サブファシリテーターは適宜進行をサポートしアドバイスを行う（発言者の偏りや明らかに誤った意見などに注意する）。 ・メインファシリテーターは全体の進行度をみながら終了時間などを調整する。
全体共有	10 分	・発表者がグループ内の意見を集約して発表する。 ・グループ数が多い場合、発表者を絞るようにする。 ・グループワークが延びた場合、発表者の発表を省略し、メインファシリテーターが全体のまとめをする。

Part 3
4 グループワークの進め方とポイント

グループワークの方法

#1　導入

①あいさつをする

・場の緊張を和らげるように努める。

・メインファシリテーターが自己紹介をする。

・サブファシリテーターが自己紹介をする。

・自施設における研修会の場合、グループ内での自己紹介は省略してもよい。

②研修の意図について説明する

・本研修は、「3　グループワークによる研修の意図」(p.66）で述べたような意図で行うことを伝える。

・それとともに、「活発な意見交換が行われることによって認知症に対する理解が深まることや、『あんちょこ』の使い方に慣れてもらうことを期待している」ことも併せて伝えるようにする。

#2　事例提示

①事例を読み上げる

・メインファシリテーターが事例１を読み上げる。

・読み終わった後に、事例内容について質問の有無を確認する（不足した情報に関する質問は控えてもらう)。

事例 1

75歳　男性　胃がん手術

【現病歴】

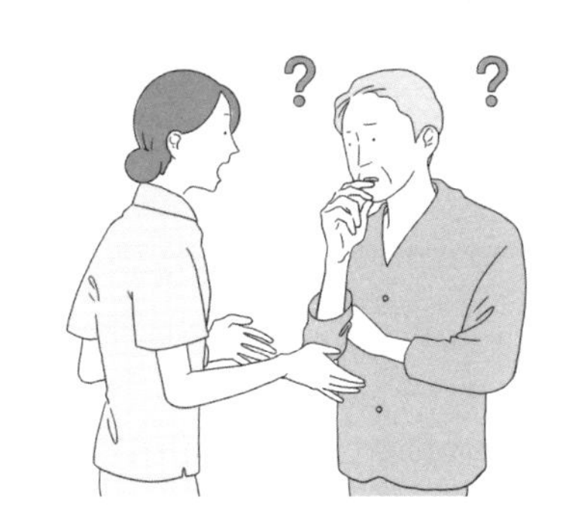

2カ月前より心窩部痛あり。近医内科クリニックを受診し胃カメラ検査を受けたところ、不整な陥凹を示す隆起性病変を認め胃がんと診断。当院外科を紹介され手術適応と判断されたため手術目的での入院となった。

【現症】

軽度の心窩部痛あり。

BT：36.5℃　心拍数：80回/分　血圧：130/70mmHg

【入院時の様子】

妻と共に来院。

担当看護師があいさつをしに行くと出し抜けに大声で返答した。

外来受診時にあらかじめ入院時の書類一式を渡していたが持参しておらず、書類のことを尋ねても思い出せない様子であった。

病歴や生活状況を確認したところ、質問には答えるが「それは……何だっけ？　家族にでも聞いてください」とにこにこと笑う様子が目立った。

また、持参薬を確認したところ、残薬が多数あった。

心電図や胸部X線の検査の際、看護師が付き添っていったが、帰りは「一人で戻れるよ」と話したため、看護師が先に戻って病棟で待っていると、なかなか戻ってこず、しばらくしてからほかの病棟のスタッフに連れられて帰棟した。

Q1　認知症を疑うポイントは？　他にどんなことを確認する？

Q2　このケースで予想される病棟での問題と対応は？

＃3　グループワーク

①グループワークの進め方について説明する

グループワークでは、『あんちょこ』に沿って意見交換を行うように伝える。グループワークの終了時間を明確にしておく。その際、Q1とQ2を合わせての終了期間であることも伝えておく。

グループ内で、司会・書記・発表者を速やかに決めてもらう。司会者には、発言者が偏らないように注意してもらうことを伝えておく。書記には、各人の意見をホワイトボードに書いてもらう。

意見交換では、「相手の意見を尊重する」「良い・悪いといった評価や批判をしない」「全ての人が発言する」ことを伝えておく。

全体の進行度をみながら、終了時間などを調整する。サブファシリテーターは適宜進行をサポートしアドバイスを行い、発言者の偏りや明らかに

表 3-3　エピソードとアセスメントの例

エピソード	アセスメント
出し抜けに大声	まわりの様子をつかんだり配慮したりできていない →社会認知の障害
書類のことを尋ねても思い出せない様子	以前聞いたことを忘れる →記憶の障害
それは……何だっけ？	代名詞が多い →言語の障害
「家族にでも聞いてください」とにこにこと笑う	取り繕い →記憶の障害
残薬が多数あった	薬を飲み忘れる →記憶の障害
なかなか戻ってこず、しばらくしてからほかの病棟のスタッフに連れられて帰棟した	新しい場所に行ったときに混乱する →実行機能の障害
	部屋を間違える →視空間認知の障害
【他に確認すること】 家での ADL、IADL、社会資源の利用状況、病状の理解があるか、疼痛時の反応、見当識障害の有無　など	

誤った意見などに注意する。

② Q1 について

本事例について、『あんちょこ』Step 2 に沿って検討してもらう。

表 3-3 のような意見が出ればよい。ホワイトボードにあらかじめ表 3-3 のような枠組みを作っておき、その空欄を埋めるように話し合いを進めるとスムーズである。なかなか意見が出ない場合や偏る場合は、サブファシリテーターがサポートする。

1つのエピソードから、さまざまな機能障害が考えられるため、必ずしも1エピソードにつき1つの機能障害となるわけではないことに注意する。

「他にどのようなことを確認するか？」については、認知症に気づくために、ほかにどのようなエピソードを確認すればよいかを『あんちょこ』Step 2 を見ながら意見交換する（時間的な余裕がなければ省略可）。

③ Q2 について

本事例について、『あんちょこ』Step 2 に沿って検討してもらう。

1つの問題点に対して、複合的なケアが考えられる。各施設の現状に即した意見が出るようにサブファシリテーターがサポートする。

表 3-4 のような意見が出れば OK。ほかにも、表 3-5 のような問題点が挙がることもあり、これらについて話し合うのもよい。

表 3-4　問題点と対応の例（1）

問題点	対応
薬の飲み忘れ →記憶の障害	看護師が服薬をサポート
病室が分からなくなったり、病院内で迷ったりする →視空間認知の障害	部屋の入り口に目印をつける ナースステーションに近い部屋にする 検査の際には必ず付き添う
本人の言ったことが不正確な可能性がある→言語の障害	食事量や尿量などを必ず看護師が確認する 視診や触診などを行う
急な検査やケアに対して混乱する →実行機能の障害	あらかじめ検査の日時をメモで伝えたり、ケアを行う際には先に声をかけてから行う

表 3-5　問題点と対応の例（2）

問題点	対応
術後せん妄の可能性	せん妄予防対策（せん妄リスクの確認、直接因子となりそうな薬剤の中止を検討、術前のオリエンテーション、リアリティ・オリエンテーションの実施、自己抜去予防策の検討など）
転倒、転落の可能性	ベッドの位置の調整、センサーコールの使用を検討など

全体共有

発表者に、グループ内の意見を集約して発表してもらう。発表者が発表する前に、発表してほしい内容やエピソードの数などについて伝えておく（ほかの発表者が発表しやすいようにするため）。グループ数が多い場合、発表者を絞るようにする。意見交換が活発なグループをあらかじめ確認しておき、そのグループに発表してもらうのもよい。

グループワークが延びた場合、発表者の発表を省略し、メインファシリテーターが全体のまとめをする。

＊＊＊

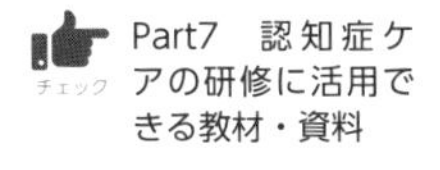
Part7　認知症ケアの研修に活用できる教材・資料

ほかの事例を Part 7 に掲載するので、本事例と同様に進めていただきたい。

引用文献

1）小川朝生：あなたの患者さん、認知症かもしれません　急性期・一般病院におけるアセスメントから BPSD・せん妄の予防、意思決定・退院支援まで．医学書院；2017.
2）前掲 1）．p.28.
3）前掲 1）．p.25.
4）日本神経学会監：認知症疾患診療ガイドライン 2017．医学書院；2017．p.230

5）亀井智子編：認知症高齢者のチーム医療と看護　グッドプラクティスのために．中央法規出版；2017．p.74.
6）前掲 1）．p.32.
7）飯干紀代子：看護にいかす認知症の人とのコミュニケーション　現場で使える理論とアプローチ．中央法規出版：2019．p.71

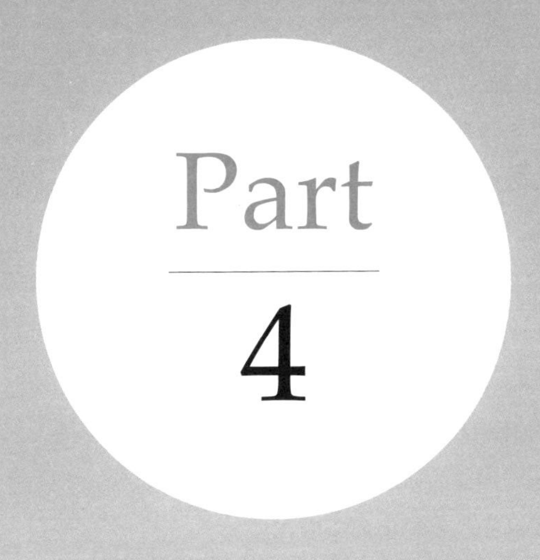

《ケアの実践》

認知機能障害に合わせた
治療上の支援、コミュニケーション

この章では

認知機能障害が存在する場合、自身の体調変化をうまく伝えることが困難になることが多い。何らかの苦痛が存在する場合には、イライラしたり、落ち着きがなく動き回ったり、抑うつの症状が出現したように見えるなど、行動面や心理面の変化として現れることがある。こうした症状は認知症の行動・心理症状（BPSD）と直結してとらえられやすいが、実際は身体不調をうまく人に伝えられず、別の形で何とか苦痛を伝えようとしていることも多い。認知機能障害が疑われ、特に行動や心理的な症状が現れた場合には、まず身体症状の有無の確認を行うことが大切である。

本章では、身体症状の有無を確認し、認知機能の低下を防ぐためのケアについて『医療者のための認知症対応シート』の「Step 1 身体機能の低下・せん妄を予防しよう」を踏まえて解説する。

Part 4 1 身体ケアを実践するうえで、認知機能障害の存在に気づいておく必要性

身体ケアを行う上で、認知機能障害の存在を把握しておくことは非常に重要である。例えば高齢者の身体症状の中でも遭遇頻度の高い、「痛み」について考えてみる。通常の診療であれば「痛みはありますか？」「痛い部位はどこですか？」「どの程度痛いですか？」などと直接患者に問いかけ、患者からの返答を確認することで対応法を検討することができる。しかし、この方法で確認する前提となっているのは、「患者が自身の症状を適切に表現できる」ということである。

言い換えれば、「せん妄や認知機能障害の併存の有無を確認した上で」用いるべき確認方法であり、せん妄や認知機能障害が併存した場合には、患者自身の訴え以外の要素も総合して慎重に評価を行う必要がある。もしこのステップの確認を怠り、例えば「痛い」という訴えを続ける患者に対し、すでに処方されているオピオイドなどを単純に増量し続けると、せん妄の誘発や過鎮静などのさまざまな有害事象を引き起こしかねない。

また、逆の場合もある。つまり、痛みがあるにもかかわらず、その痛みが適切に訴えられずに見過ごされてしまったままになっている場合である。このような場合には、痛みによるADLやQOLの低下を引き起こすばかりでなく、痛みの原因の進行により、生命の危機につながってしまうことさえある。誤解のないように再度強調したいが、認知機能障害を併存している人であっても“主観的訴え”をまず重視するのはもちろん大切である。一方、認知機能障害を併存する場合には、認知機能障害がなく自らの体験をしっかり表現できる患者以上に、客観的な評価を含めて慎重に検討する必要があるということである。

不眠のケースから考える

例えば不眠の訴えがあった場合はどうだろうか？　次のケースを考えていただきたい。

77歳の女性。1人暮らし。消化器系のがんの手術目的で入院となった。

医師や看護師からの入院生活と手術の説明に対しては、「はい」「わかりました」「そうなんですね」などとうなずき、理解が良好のようであった。質問を促すも「ありません」と笑顔で返答されていた。しかしながら、絶食の説明があったにもかかわらず手術当日の朝、「食事はまだですか？」との発言が聞かれた。

術後はせん妄は見られなかったが、夜間の中途覚醒が認められるようになった。不眠時および疼痛時の頓用薬は用意されていたが、痛みの訴えははっきりせず主に不眠時の指示に使用されていた。

いかがであろうか？　このケースでは、Part3 で述べられた、「認知機能障害に気づく」ことがまず前提として必要であり、その上で認知機能障害を併存する患者に認められる症状の評価を検討していくことの重要性を示している。

「入院生活と手術の説明に対しては、『はい』『わかりました』『そうなんですね』など理解が良好のようであった。「質問を促すも『ありません』と笑顔で返答されていた」の場面では、一見了解しているように思えたかもしれないが、その後の「絶食の説明があったにもかかわらず手術当日の朝、『食事はまだですか？』との発言が聞かれた」などの状況からは、入院時の説明時に見られた反応も、“場合わせ的な応答”の可能性が考えられる。

通常の会話において、簡単な応答や返事が目立つようになっている場合には、認知機能低下が背景に存在することがあるので注意して評価した方がよい。そして、夜間の不眠は、何らかの痛みによる影響も考慮する必要があるが「疼痛時の頓用薬は用意されており、痛みがあれば自ら痛み止めを要求できるはず」といった医療者の考えは、認知機能障害がある場合には必ずしも有効とはならないことも多い。認知機能障害が存在する患者は、セルフケア能力の低下がみられやすく、自身による症状や状態の把握とそれに基づく訴えをうまく伝えることが困難になりやすい。このことは、特に入院から退院後の生活に移行した際に影響しやすく、再入院率が高い原因にもなっている。

したがって、認知機能障害に気づき、その認知機能障害の程度や特徴に合わせたケアプランを構築することが非常に重要である。例えば、前述したケースであれば、夜間に痛みの訴えがうまく伝えられない可能性を考えて、鎮痛薬を就寝前に定期薬として処方しておくなどの工夫が有効になるかもしれない。このような試みを行った後には、その対応が有効であったかの継続した評価も非常に重要である。

『あんちょこ』に沿った身体機能の低下・せん妄の予防

Step 1 身体機能の低下・せん妄を予防しよう

	観察項目	ケア
低栄養・脱水	□食事・飲水量（実際に確認） □体重変化 □口唇、舌、腋窩の乾燥、皮膚のハリ（脱水の有無、摂食の障害） □口腔のトラブル・嚥下・義歯・かみ合わせ □口食事の食べ方（注意がそれる、気が散る、蓋を取らない、はしやストローが使えない、トレイ上に物が複数あると集中できない） □口食事中居眠りしてしまう	□食事・飲水を具体的に進める（食べられる形態の工夫） □注意がそれる場合、食事に集中できるようカーテンを閉める □食べ始めを介助する （声をかける・はしやフォークを持たせる、唇につけてみる、匂いをかいでもらう） □義歯を入れ、かみ合わせの調整 （クッション材等） □口腔内を清潔に保つ
痛み	〈 痛みを観察から評価しよう 〉 □【表情】眉をしかめる、険しい表情、歯をくいしばる、顔が引きつる □【視線】視線がおよぐ、凝視する、遠くを見つめる、泣く、目をつむる □【うめき声】「いたた」「うう」「いたい」などうめく、叫ぶ □【身体】ある部位を守ろうとする、動かすことを拒否、こわばった姿勢 □【自律神経反応】血圧・脈拍の変化、発汗、頻呼吸 □【その他】興奮、攻撃的、人や物をつかんではなさない	□本人の困りごとを直接確認する □痛みの部位・強さを具体的にたずねる □定期的な鎮痛薬の使用（頓用は使えない危険性がある） □鎮痛薬以外の鎮痛方法を検討 ● 安楽な体位の工夫 ● マッサージ ● 足浴 ● 手浴 ● 温罨法 ● 冷罨法 ● 気分転換 ● リラクセーション
便秘	□排便のリズム（経過表で確認） □腸蠕動音を確認 □腹部の張りや圧痛などの症状を確認	□水分摂取を促す □トイレを促す □腹部マッサージ □整腸剤・便秘薬の調整
薬剤	□使用している薬（ベンゾジアゼピン系薬剤の使用の有無） □アドヒアランス不良	□せん妄のリスクのある薬剤を見直す □せん妄の対症療法（抗精神病薬）を検討 □飲み心地を確認
環境	□難聴・視覚障害 □夜の睡眠状況を確認する □1日の生活リズムの確認 □夜間頻尿	□日中離床を進める □時計・カレンダーを置く □点滴を日中にまとめる □リアリティ・オリエンテーション □夜間眠れる環境の調整 □就寝前のトイレ誘導

1. 低栄養・脱水の観察項目とケア ⇒ p.81
2. 痛みの観察項目とケア ⇒ p.83
3. 便秘の観察項目とケア ⇒ p.84
4. 薬剤の観察項目とケア ⇒ p.85
5. 環境の観察項目とケア ⇒ p.85

主要な認知機能障害の現れ方

程度にもよるが、認知機能障害が存在する場合、自身の体調変化をうまく伝えることが困難になることが多くなる。そのため、何らかの苦痛が存在する場合には、イライラしたり、ナースコールが頻回になったり、落ち着きがなく動き回ったり、逆に活気や意欲がなくなり、一見抑うつの症状が出現したように見えるなど、行動面や心理面の変化として現れることが多い。このような症状は、まずは認知症のBPSDの症状として捉えられやすい。しかし、その実際は、身体不調をうまく人に伝えられず、別の形で何とか苦痛を伝えようとしているのである。

したがって、認知機能障害の存在が疑われ、特に、行動面や心理的な症状が現れた場合には、まず身体症状の有無の確認を行うことが非常に大切である。代表的なチェック項目を、『医療者のための認知症対応シート』（以下、『あんちょこ』）のStep 1に掲載している。それぞれの患者によって、どのような行動面の変化、心理的症状の出現がみられるかはわからないが、せん妄を考える場合と同じく、普段と違う行動面、心理面の変化がみられた場合には、向精神薬によるBPSDのマネジメントをまず考えるのではなく、身体症状の確認を丁寧に行うことを心がける必要がある。

チェック 付録 医療者のための認知症対応シート

Part 4
2 認知機能障害がある人とのコミュニケーションのポイント

＊1　不眠の原因となる「5つのP」
生理的な要因（Physiological）
心理的な要因（Psychological）
薬理学的な要因（Pharmacological）
身体的な要因（Physical）
精神医学的な要因（Psychiatric）

前述のケースのように、認知機能障害がある方が術後不眠を訴える場合、まずはStep 0として「せん妄かも？」という視点で確認するが、このケースはせん妄がみられなかった事例である。しかしせん妄ではなかったとしても、不眠だからすぐに睡眠薬を用意するのではなく、不眠に影響するさまざまな要因（5つのP）[＊1]を検討することは重要である。

また、身体的治療目的で一般病院に入院しているならば、特に「体の不調が関係していないか」という視点を持つことが重要である。よって、必見！の認知機能障害に配慮をした基本的コミュニケーション・スキルを用いながら、Step 1の身体機能の低下について確認する必要がある。

認知機能障害に配慮したコミュニケーションの基本

認知機能障害のある人が入院した場合、いつもと違う環境や新たな人との関係に戸惑い、不安や混乱が生じやすい。また、記憶障害や見当識障害により入院したこと自体を忘れ「ここはどこなのか」「なぜここにいるのか」と不安に感じることもあるため、現状について丁寧に説明し、温かみのある態度で接することが大切である。

認知症の人の特徴として、出来事自体は忘れてもその時味わった感情は残ることもある。そのため目の前の人とのコミュニケーションが心地よいか、自分を大切にしてくれているかを感じ取っているため、快が感じられるようなコミュニケーションを心がけることが大切である。

したがって、実際にコミュニケーションをとるときには安心して過ごせる環境を整え、脅威にならないような声のかけ方を工夫し、認知機能障害に配慮したコミュニケーション・スキルを習得しておくことが必要である。

1．環境を整える

認知症の人に限らず、高齢者は加齢に伴う変化として注意障害が起こりやすく、必要なところに注意が向けられなかったりすぐ気が散りやすくなる。特に病院の環境は認知機能障害のある患者にとっては刺激が多いため、コミュニケーションをとる前にできるだけ注意を維持しやすい環境を整えることが必要である。また、視覚では視力や色の識別能力、暗順応・明所視の低下が起こりやすいため、照明の調整も必要である。

□静かで落ち着いた環境を用意する
□人声や物音、テレビなどが気にならないかどうか確認する
□外からの光や反射、照明がまぶしくないか確認
□案内やメモは目につくところに置く
□点滴などルート類は気にならないか患者目線で考える

2. 声をかける

認知機能障害のある人は、いきなり声をかけると驚いて脅威を感じたり、不安にかられたり、怒ってしまう場合もある。また、注意が散漫なため話しかけられていることに気づかないこともあり、注意を向けてもらえるような接し方が大切である。

したがって、声をかけるときにも次のような工夫が必要である。

□視線に入ってから声をかける
□正面から声をかける
□視線は低くする
□アイコンタクトをとる
□普段よりも一歩前に出て話しかける
□目線を合わせてから話し始める
□顔を隠さない
□影がかからないようにする

ポイントとしては、訪問時に部屋のドア（大部屋であればベッドサイドの壁など）をノックして訪問することを告げ、注意が向いたら正面から声をかけ、視線をキャッチしてから近づいて話しかけることである。認知症の人の場合、普段より一歩前に出て話しかけると注意が逸れずに集中できるが、逆にその距離が脅威に感じられることもあるため、その人に合った程よい距離を保つことが必要である。また夜間を中心に注意したいことであるが、話しかける際に看護師自身の表情がわかるようマスクを一時的に外すことや影がかからないよう配慮すると、表情から相手の感情を読み取ることができ、安心感につながる。そのため、顔を隠さない工夫も必要である。

3. 会話時の工夫

加齢に伴う聴覚の変化として、老人性難聴や高音領域の聴力低下などが生じることがある。また、一度に複数の情報を処理することが難しくなるなどワーキングメモリーの低下もあるため、会話するときには配慮が必要である。また、認知機能障害のある人は入院していること自体を忘れ、「家に帰る」や「会社に行く」と言い出したり、新しい場所では混乱することがあり、トイレの場所が分からず歩き回ったり失禁してしまうこともある。一方、認知症の人は感情機能は比較的保たれているため、間違いや失敗、取り繕いを指摘されると「相手が自分を大切に思って接してくれていない」「粗末に扱われている」と感じ、自尊感情が傷つき、ケアやかかわりの拒否につながることもある。そのため、会話時には落ち着いた声で、やさしいまなざしとほほえみを心がけ、相手のペースに合わせ相槌をうちながら積極的に関心を寄せて話を聞き、理解度に合わせた丁寧な声かけをすることが大切である。

これらのような表情や視線、身振りや声の調子など非言語的コミュニケーションを効果的に活用しながら、次のような会話時の工夫ができると快のコミュニケーションにつながる。

□会話は短く具体的に
□ゆっくり、はっきりわかりやすい言葉を使う
□話題は一つずつ
□大事なところは繰り返す
□ゆっくり待つ（10 秒ルール）
□話をさえぎらない
□子ども扱いしない
□自尊心を傷つけない
□間違いや失敗を責めず修正は緩やかに

これらの配慮をした上で、身体機能の低下について丁寧に確認していき、本人の困りごとが身体的不調と関連していないか、薬物療法ではなく非薬物療法的なかかわりで解決するのかをアセスメントする必要がある。

身体機能の低下を確認する

認知症のある人は痛みを痛いと表現できず、不眠やソワソワして「家に帰る」と言うなど、一見すると BPSD としてとらえられることがあるが、

実は「痛くてどうにかしてほしい」というニーズが隠れていることがある。同じように便秘がある場合や脱水で口渇がある場合なども、自分の苦痛を言葉で表現することが難しく、落ち着かない、怒る、元気がないと見受けられるときがある。この不穏な行動は氷山の一角であり、本来ある痛みなどの苦痛症状が見過ごされる可能性がある。

以上から、いつもと比べて落ち着かない、怒りっぽい、元気がないなどの変化がある場合には、そのことにとらわれず患者が伝えようとしていることを想像しくみ取りながら、身体機能の低下はないか丁寧に確認し、せん妄を予防することが大切である。

以下に、『あんちょこ』の Step 1 に沿って「痛み」「便秘」「低栄養・脱水」「薬剤」「環境」による症状を例に挙げて解説する。

『あんちょこ』Step1 に沿った身体機能の観察とケア

1．低栄養・脱水を確認する

高齢者の特徴として、咀嚼・嚥下機能の低下や消化吸収力の低下などから食事摂取量の低下を来しやすい。その結果、筋肉量の減少により活動性が低下し、さらに食べない・飲まないという低栄養・脱水状態となりやすい。また、認知症高齢者の場合、注意障害や失行[＊2]・失認[＊3]による食事摂取量の低下も起こり得る。したがって、元気がない・怒りっぽい・落ち着かないという背景に、「もしかして低栄養・脱水はないか？」と確認してみる必要がある。

＊2 失行
運動器に異常がないのにこれまで日常的に行ってきた動作がうまくできなくなること。

＊3 失認
視覚や聴覚、触覚をとおして人や物を知覚することができても、「それが何か（対象の意味やその重要性）」を認識できなくなること。

■観察項目

□食事・飲水量（実際に確認）

□体重の変化

□口唇・舌・腋窩の乾燥、皮膚のハリ（脱水の有無・摂食の障害）

□口腔のトラブル・嚥下・義歯・かみ合わせ

□食事の食べ方（注意がそれる・気が散る・蓋を取らない・箸やストローが使えない・トレイの上に物が複数あると集中できない）

□食事中居眠りしてしまう

■ケア

□食事・飲水を具体的に進める（食べられる形態の工夫）

□注意がそれる場合、食事に集中できるようカーテンを閉める

□食べ始め介助を解除する（声をかける・箸やフォークを持たせる・唇につけてみる・匂いをかいでもらう）

□義歯を入れ、かみ合わせの調整（クッション材等）

□口腔内を清潔に保つ

低栄養・脱水を確認する場合、まずは実際の食事摂取量と飲水量を確認してみることと、実際の食事中の様子を観察することが大切である。

客観的な指標としては、高齢者は高血圧や糖尿病などの基礎疾患があることで食事制限や飲水制限が加わり、栄養・水分バランスを保つことが難しくなる場合もあるため、体重の変化は大切な指標となる。自覚症状としては自ら口渇に気づきにくくなりがちなことがあり、病院によっては食事時の配茶サービスがなく水分を摂取する機会が減ってしまうことなどから、飲水量が確保されないこともある。「のどは渇きませんか」「おなかはすきませんか」「唇が渇いているのでお水を飲みませんか」と確認し、気づきを促すような声かけをしていくことはとても重要である。

認知症高齢者の場合、注意障害が生じ食事に集中できず、食べそびれて下膳されてしまうことがあるため、注意がそれないようカーテンを閉めて食事に集中できる環境を整えると摂取量が増えることもある。また、失行により、運動機能が損なわれていないにもかかわらず食器や箸など食具の使い方が分からないこともある。お膳を前にした時に食器の蓋を取ったり、食べ始めに箸やフォークを持たせるなどの介助をすると食べられることもある。

また、失認のため食事を食べ物として認識できず、食事を混ぜ合わせたり食器や食事をいじるだけで口にしないこともあるため、「食事ですよ」と声をかけたり、最初の一口を食べてもらうよう介助したり、声をかけながら一皿ずつ提供してみたり、匂いをかいでもらい食べ物だと分かると食べられる場合もある。

見逃されがちなのは、口腔内の環境である。低栄養が続くと歯肉が痩せ義歯が合わなくなって痛みが生じたり、口内炎ができたりするとさらに痛くて食べないということが生じることもある。痛いと言えないため食事も摂れず、さらに低栄養・脱水となる悪循環に陥る。義歯は合っているか、かみ合わせは問題ないかを確認し、必要時クッション材などで調整することや口腔内の清潔を保持することも低栄養・脱水予防には大切なケアである。

また、食事中にうとうととしていたり、意識混濁が見られたり、閉眼していて食事が進まないなどの場合は、「○○さん、お食事ですよ」と声をかけたり、やさしくタッチングしたりして覚醒を促してみる。その際、急に大きな声をかけると驚いて興奮することもあるため、相手が脅威に感じないであろう声の大きさやトーンを考えて声をかけるようにすることが大切である。

2．痛みを確認する

いつもに比べて落ち着かない場合などは、もしかして「痛みはないか？」を確認してみる。

■ケア

□本人の困りごとを直接確認する

□痛みの部位・強さを具体的にたずねてみる

□定期的な鎮痛剤の使用（頓用は使えない危険性がある）

□鎮痛剤以外の鎮痛方法を検討

●安楽な体位の工夫　●マッサージ　●足浴　●手浴

●温罨法　●冷罨法　●気分転換・リラクセーション

「もしかして痛み？」と考えた場合は本人の病状や既往歴から痛みがないか本人の困りごとをまずは直接確認してみる。その際はあらかじめ本人の病状から痛みが出現しそうな「部位」を確認し、その部位を愛護的に触れる、もしくは手を添えて「ここら辺は痛みませんか？」と直接聞いてみる。痛みを感じているならば、いつから痛いか、どのくらいの時間痛みが続いているのかを確認してみる。認知症が軽度～中等度の人なら自身の痛みについて答えられることもあるため「どのように痛みますか？」と尋ね、自主的に返答がなければ「例えば、『ずきんずきん』『ぴりぴり』『ずしーん』ですか？」や「痛みの強さ」はどのくらいかをNRS[＊4]で確認してみる。具体的には「一番痛いときが10、痛みがないときを0とすると今はどのくらいですか？」と聞いてみるが、口頭での返答が難しければ、スケールを用いて視覚的な確認も時に有効である。

＊4　Numeric Rating Scale
痛みを「0：痛みなし」から「10：これ以上ない痛み（これまで経験したなかで最大の痛み）」の11段階で評価する方法。

細かく痛みを表現することが難しい場合は、「はい／いいえ」で答えられるよう「痛いか／痛くないか」「我慢できるか／我慢できそうにないか」とクローズド・クエスチョン（閉じた質問）で聞いてみると答えられる場合もある。また「どんな時に痛みますか？」や、逆に「どんな時に痛みが和らぎますか？」など具体的に尋ねてみる。そして、術後など一定期間痛みの持続が予想される場合には、定期的な鎮痛薬の使用も考慮するとよい。なぜなら、認知機能障害のある人は、「痛みが出てきたから頓服を使ってみる」という臨機応変なセルフケアが難しいため、対処できず混乱につながる可能性があるためである。

■観察項目

＜痛みを観察から評価しよう＞

□【表情】 眉をしかめる、険しい表情、歯を食いしばる、顔が引きつる

□【視線】 視線がおよぐ、凝視する、遠くを見つめる、泣く、目をつむる

□【うめき声】 「いたた」「うう」「いたい」などうめく、叫ぶ

□【身体】 ある部位を守ろうとする、動かすことを拒否、こわばった姿勢

□【自律神経反応】 血圧・脈拍の変化、発汗、頻呼吸

□【その他】 興奮、攻撃的、人の物をつかんではなさない

痛みをうまく言語化できない場合は、ケアする側が次のような点を直接観察し、客観的に評価しケアにつなげることが重要である。上記を確認しつつ痛みの表現が『興奮』や『攻撃』『混乱』『人や物をつかんではなさない』など問題行動として表現されていないか丁寧に確認することが大切である。

3. 便秘を確認する

排泄は体の不調や治療の影響を受けやすい。便秘は腹部膨満感や何となく不快といった苦痛が生じ、食欲不振や意欲の低下などにつながる可能性がある。誰しも、便が思うように出ないことへの不安や排泄の失敗から自尊感情の低下を来すため、排泄は大きなストレス因子となり、せん妄の促進因子ともなり得る。いつもと比べて落ち着かない、·元気がない、怒りっぽい場合などは、「もしかして便秘はないか？」と確認してみる。

■観察項目

□排便のリズム（経過表で確認）

□腹部の張りや圧痛などの症状を確認

□腸蠕動音を確認

■ケア

□水分摂取を促す

□トイレを促す

□腹部マッサージ

□整腸剤・便秘薬の調整

認知機能障害のある患者は記憶があいまいなため、排便がいつあったかを正確に覚えていないこともある。また、腹部の膨満感や圧痛などの不快な感じが便秘と関連していることにも気づきにくいため、看護師は本人の気づきを促し、ケアにつなげていくことが重要である。

そして大切なことは、排泄は本人の尊厳にかかわる大切な行為ということである。よって、万が一失敗してしまった場合、本人は尊厳を保とうと失敗を隠そうとしたり、混乱し興奮したりすることもあるため、羞恥心や自尊感情に配慮した援助を行うことがとても重要である。

4． 薬剤について確認する

一般的に高齢者は、入院前から多くの処方薬を服用していることが多い。入院後も継続する薬剤や新たに追加される薬剤の中には、せん妄や睡眠障害を起こす可能性がある薬剤が含まれることがあるため、入院早期に内服薬を確認し見直すことやせん妄対策について対症療法の検討が必要になることもある。特に、ベンゾジアゼピン系薬剤はせん妄を惹起する可能性が高い薬剤の一つであるため、入院前の使用状況を確認し継続内服について検討できるとよい。

また、高齢者では、処方薬剤数が多くなり処方の複雑化や内服薬の飲み間違い、飲み忘れ、頓服薬が上手く使えないなど、服薬アドヒアランスが低下することがある。そのため、持病の悪化による入退院を繰り返すケースも少なくない。

患者本人との会話から認知機能の低下に気づくのは難しいこともあるため、入院時には持参薬の残数を確認し自己管理能力が保たれているかを確認したり、家族や本人にかかわる人から生活状況や服薬状況を確認し、退院後の服薬管理を検討する必要がある。

■観察項目

□使用している薬剤（ベンゾジアゼピン系薬剤の使用の有無）

□アドヒアランス不良

■ケア

□せん妄のリスクのある薬剤を見直す

□せん妄の対症療法（抗精神病薬）を検討

□飲み心地を確認

5． 環境について確認する

認知症高齢者でも、住み慣れた自宅では身の回りのことがおおむね自立し、トイレに迷わず行くことができる場合がある。しかし入院という新たな環境になった途端、見慣れない人やもの、安静や点滴など行動を制限される医療行為により不安が募り混乱することがある。

高齢者は加齢に伴う身体的機能の低下から、聴覚や視覚などの感覚機能の低下が生じ、自分の置かれている状況が把握できず混乱することもあるため、聴覚・視覚障害の有無、程度、メガネや補聴器などの使用状況を確認しケアを工夫することが必要である。

また、入院に伴う環境の変化から生活リズムが崩れると、活動と休息のバランスが乱れ、夜間の不眠や日中の眠気が生じるなど、睡眠に大きな影響を及ぼす。さらに、加齢に伴う排泄の変化として膀胱容量の減少や残尿量の増加、膀胱収縮力の低下などに不眠が加わり夜間の頻尿が生じ、夜間せん妄の誘因となることもあるため夜間の排尿状況、頻尿や失禁の有無などを確認し、就寝前にトイレ誘導し夜間眠れる環境調整が必要となる。日中離床を進める、点滴を夜間帯にかからないよう滴下を調整することも有効である。

新たな環境の変化には、ここが病院で治療のため入院していることなどを丁寧に、その都度伝えていくリアリティー・オリエンテーションを心がけていくと、認知症の人でも安心して居られることにつながる。

■観察項目

□難聴・視覚障害の有無、程度、メガネや補聴器などの使用状況

□夜の睡眠状況

□１日の生活リズム

□夜間の排尿状況（頻尿や失禁の有無や程度など）

■ケア

□日中離床を進める

□時計・カレンダーを置く

□点滴を日中にまとめる

□リアリティー・オリエンテーション

□夜間眠れる環境の調整

□就寝前のトイレ誘導

Part 4

3 ロールプレイによる研修の意図

本パートでの研修の意図は、模擬の看護場面であるロールプレイをとおして、①認知機能障害に配慮したコミュニケーション・スキルの実践ができる、②認知機能障害に合わせた治療上の支援ができることである。

これは、一般病院に入院する認知機能障害のある人の行動・心理症状のように見える行為の裏に身体的な問題が関係していることがあるため、アセスメントシートを活用しケアにつなげられることを目標としている。

ただし、この研修は看護師役の看護ケアを評価するものではないことをご承知おきいただきたい。

Part 4

4 ロールプレイの教材

Part3 《事例検討》認知機能障害の気づきと対応

Part 3のグループワークで用いた「事例」(75歳の男性、胃がんの手術目的で入院となった症例）のその後を想定した設定となっている。シナリオ1は「入院し手術前に帰宅願望を訴える場面」、シナリオ2は「手術直後に不安・落ち着かない様子を呈する場面」、シナリオ3は「手術後2週間が経過し、何もしたくないとつぶやく患者に接する場面」である。

看護師役のシナリオには行動・心理症状を呈した患者の様子が医療者の視点で記載され、患者役のシナリオには認知機能障害に関する患者の情報と演技のポイントが記載されている。以下にシナリオ1〜3を示す。

看護師用シナリオ1

75歳　男性　胃がん術前　「家に帰る」と訴える患者

【現病歴】

先週末に胃がんの術前検査・手術目的で入院した。入院時に心窩部の痛みを認めたが、本人から我慢できるので鎮痛薬はいらないと訴えあり、定期で内服はしていない。先週末に主治医が本人に治療の説明をしており、その際本人は「体をよくするためには手術しかないのですね。先生にお任せします。」と手術に同意していた。

翌日に手術を控え、本日夕食以降は絶食となっていた。

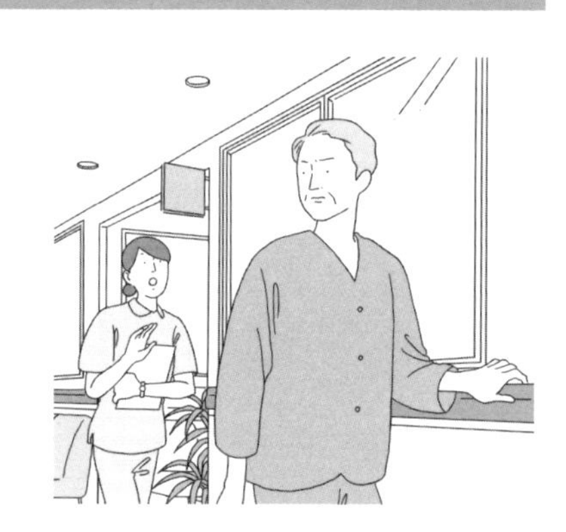

【身体状況】

BT：36.8℃　脈拍：100回前後／分　血圧：140/96mmHg　SpO_2 98%　呼吸回数：18回／分

【予測指示】不穏時：ハロペリドール注5mg＋ 生食50mL （点滴）

疼痛時：アセトアミノフェン　1000mg （点滴）

夕方、病棟の廊下で辺りをうかがうように歩いている本人をあなたが発見した。表情は険しく、呼吸もやや速く、少し汗ばんでいる。何をしているのかと尋ねたところ、少し焦りながら「今すぐ家に帰る」と訴えた。

患者用シナリオ 1

【患者情報：75 歳　男性】

おなかの病気で治療が必要と言われたことまでは理解しているが、診断名は覚えていない。朝起きたら見慣れない部屋におり、胃の辺りの痛みを自覚したが、もともとある胃荒れと思って様子をみていた。夕方になって悪化したため、夜になる前に帰宅して、自宅にある常備の胃薬を飲むつもりでいる。部屋の外に出たが、出口の方向は分からなかった。制服を着た人物に声をかけられ、何をしているのか聞かれたので、「今すぐに家に帰る」と話した。

【演技のポイント：痛みで不穏になり、家にある胃薬を飲めば治ると思い帰宅を訴える人】

・現在は痛みが気になり、日付や曜日を確認する質問には答えない。
・「痛み止めは体に悪い」と思っており、あまり使いたくない。
・痛みなど身体的苦痛を確認されず、「部屋に戻るように」と言われると拒否するが、痛みを確認され、痛み止めにより症状が改善する見込みがあることを伝えられると、内服し部屋に戻る。
・眠るため、落ち着くための薬を使用したが、痛みに効果はなく、帰宅したい気持ちは変わらない。

看護師用シナリオ 2

75 歳　男性　胃がん術後　「不安・落ち着かない」患者

【現病歴】

3 日前に胃がんの手術を行い、術後の経過観察中。昨日から飲水が開始、本日から三分粥が開始となっていた。術翌日は発熱があったがその後は解熱している。術後の鎮痛薬として、アセトアミノフェン 1 回 600mg・毎食後が開始となっている。

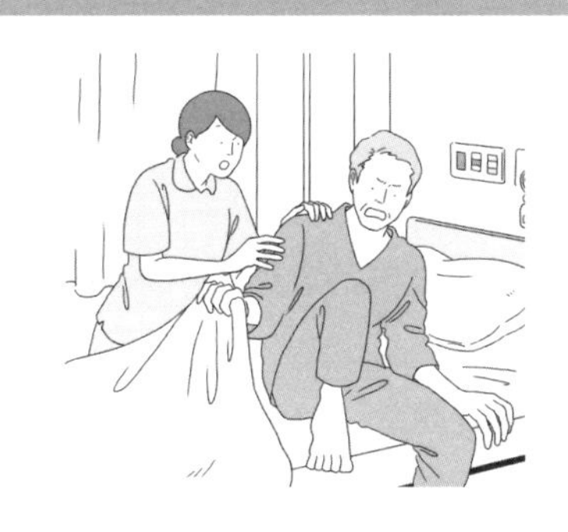

【医療者情報】

手術前に病棟で迷子になったり、帰宅願望があった。術後は同様の言動は確認されていないが、離床センサーが装着されている。食事摂取は 2 割程度。補液は昨日で終了となっている。

【身体状況】

BT：36.2℃　脈拍：120 回前後 / 分　血圧：102/64mmHg　SpO_2 97%（Room Air）
机の上のペットボトルはほとんど減っていない。尿量は計測されていない。

【予測指示】不安時：①ロラゼパム　0.5mg　1 錠　1 日 3 回まで
　　　　　　不眠時：①ゾピクロン　7.5mg　1 錠　1 日 1 回まで

深夜、離床センサーが反応し、ナースコールが鳴っていたので本人のところに向かった。本人がベッドで横になったり起き上がったりを繰り返しており、険しい表情をしていることを発見した。夜でもあり横になって休むようによびかけたところ、いらいらした様子で提案を無視してそこから立ち上がろうとした。

患者用シナリオ 2

【者情報：75 歳　男性】

おなかの病気の治療をしたと家族に言われたが、どんな治療をしたかは覚えていない。

起きると周囲は暗く、動悸を感じたが、理由は分からず、不安に思っている。横になっても休めず、起き上がったり寝たりを繰り返していた。そこへ呼んでもいないのに突然看護師が来て休むように声をかけてきたが､用もなく休めるわけがないと思い指示には従わず無視した。そして、看護師から離れようと思って、ベッドから立ち上がろうとした。

【演技のポイント：脱水による動悸を感じているが､脱水が原因と気づかず不安で落ち着かない人】

・日付や曜日の質問をされても「ばかにされている」と思い、返答も面倒・時間の無駄と思い答えたくない。

・昼間飲んだ水分や食事の量は覚えていない。口の渇きは聞かれたら気づくが、それまでは不安が強く気づかない。

・理由もなく、横になるように言われると拒否するが、動悸の理由が脱水であることを説明されると、飲水の促しに応じて、ベッド上で休む。

・不安を和らげる薬や睡眠薬を飲むように言われても、習慣がなく拒否する。

看護師用シナリオ 3

75 歳　男性　胃がん術後　「何もしたくない」患者

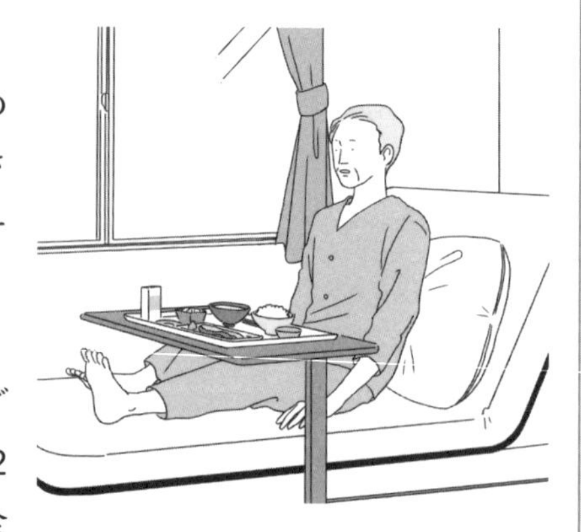

【現病歴】

約 2 週間前に胃がんの手術行った。術前に帰宅願望の訴えや術後に不穏となったが、最近は同様の症状は確認されていない。術後 2 週間が経過しているが、リハビリテーションや離床の促しに拒否的であることが継続している。

【医療者用情報】

リハビリテーションの必要性を説明しても、拒否的で反応も鈍く、終日ベッドで、臥位で過ごしている状態が 2 週間弱続いている。痛みは聞いても「ない」と話すが、食事摂取量は半量弱のまま増えていない。申し送りではうつ状態の可能性や、離床が進まず退院のめどが立っていないことが、病棟でも問題になっているという情報があった。

【身体状況】

BT：35.8℃　脈拍：120 回前後 / 分　血圧：94/58mmHg　SpO_2 98%（Room Air）

食事量は半分弱　水分摂取量・尿量は確認していない。日中は臥床傾向でぼーっとしていることが多い。

病室で昼食をわずかに摂ったあと、そのままにして、たたずんでいる本人をみつける。食事と離床を促すために本人に声をかけたが、「何もしたくない」と答えた。

患者用シナリオ3

【患者情報：75歳　男性】

家族から「病気は治った」と何度か聞いているが、病名は覚えていない。病院らしい場所にいてあとは退院するのを待っているが、日取りは聞いていない。周囲から歩くように促されるがおなかの張りがあり、歩きたくないと感じている。夜間に失禁をしたこともあり、トイレに行く回数を減らすため水分摂取を控えている。

食事が目の前にあるが、食欲も感じないため、そのままにしていると、看護師が声をかけてきた。食事を摂ることと、歩くように言われたが、何もしたくないと拒否した。

【演技のポイント：便秘で腹部膨満感が強く、食欲低下し、リハビリテーションの意欲が低下している方】

・今の日付や日時はわからないが、特に気にしていない。
・もともと足は丈夫だと思っていて、リハビリテーションの必要はないと思っている。
・最後の排便がいつあったかは覚えていない。食事量も飲水量も覚えていない。
・腹部膨満感と便秘の関係には気づいておらず、理由を説明されずに食事やリハビリテーションを促されても拒否するが、リハビリテーションと排便コントロールで腹部膨満感が改善できることを説明されると、看護師の促しに応じる。

Part 4

5 ロールプレイの進め方とポイント

ロールプレイとは

現実に起こる場面を想定して、複数の人がそれぞれ役を演じ疑似体験をとおして、ある事柄が実際に起こったときに適切に対応できるようにする学習方法の一つである。

本研修は役割（ロール）を演じる（プレイ）ことをとおして、認知機能障害のある患者の行動・心理症状と見える行動の背景となる身体的な原因に気づき対応を学ぶ内容である。

実際の研修方法について以下に示す。

ロールプレイの方法

#0　準備

研修会場の机を片付け、隣のグループと距離を空けながら椅子を3組ずつセッティングする（図4-1）。1グループ3人になるようにグループ分けをしておく。同じ所属から複数名参加している場合はその人たちがばらばらになるようにする。

症例は3パターンあるため、3人がそれぞれ看護師役、患者役、観察者役を順番に行う。全体の進行はメインファシリテーターが行う。各グループには、サブファシリテーターがつき、ロールプレイのオリエンテーション用紙を配布する。

#1　導入：3分

メインファシリテーターが趣旨とロールプレイの流れを、スライドを示しながら説明する。以下は説明の例である。ロールプレイの時間配分は図4-2のとおりである。

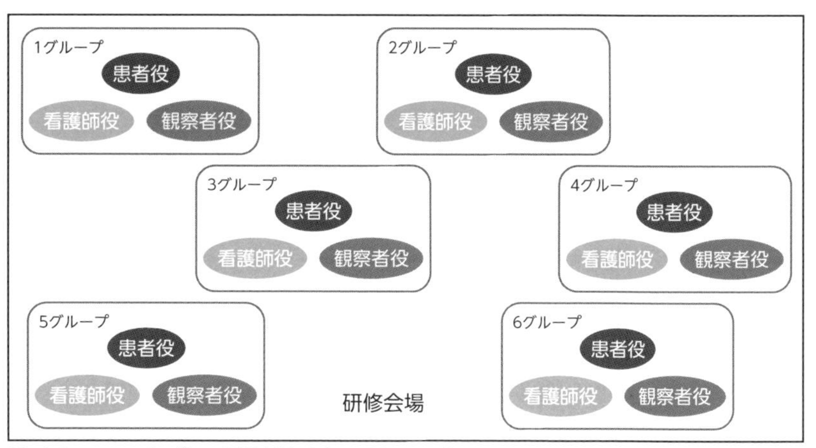

図 4-1　ロールプレイ開始時のセッティング

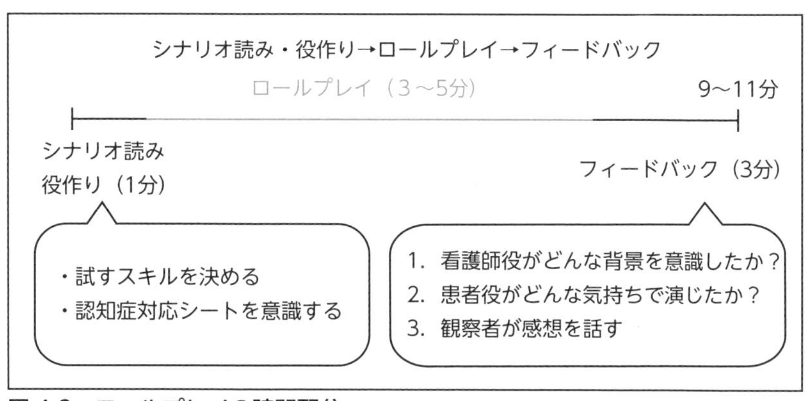

図 4-2　ロールプレイの時間配分

この研修は、模擬の看護場面であるロールプレイをとおして、①認知機能障害に配慮したコミュニケーション・スキルの実践ができること、②認知機能障害に合わせた治療上の支援ができることを目的にしています。これは、一般病院に入院する認知機能障害のある方の行動・心理症状のように見える行為の裏に身体的な問題が関係していることがあるため、『あんちょこ』を活用しケアにつなげられることを目標としています。

ただしこの研修は、看護師役の看護ケアを評価するものではないことをご承知おきください。

このロールプレイでは、グループワークで用いた「事例」（75歳の男性胃がんの手術目的で入院となった事例）のその後を想定した3つのシナリオを設定し、それぞれ看護師役・患者役になっていただきます。

それぞれのシナリオには、看護師役・患者役とも共通の現病歴が記載されていますが、それ以外は看護師役のシナリオには行動・心理症状を呈した患者の様子が医療者の視点で記載され、患者役のシナリオには認知機能障害に関する患者の情報と演技のポイントが記載されています。

このロールプレイの流れはスライドにお示ししたとおりです。

シナリオを配布後１分間読み込んでいただき、役作りをイメージしていただきます。

その後、５分程度ロールプレイを行い、終了後、それぞれの役をフィードバックしていただき、グループ内で共有していきます。

メインファシリテーターは、役のルールについて以下の説明をする。

【看護師役】

・自分の担当患者として対応する。

・アセスメントシートを使ってアセスメントを行う。

・意識するコミュニケーション・スキルを決め、試す。

□会話は短く具体的に

□大事なところは繰り返す

□ゆっくり、はっきり分かりやすい言葉を使う

□ゆっくり待つ

□話題は一つずつ

□話をさえぎらない

・ロールプレイ終了後に、その後どのような観察やケアが必要と考えたかを述べる。

【患者役】

・設定どおりに患者役を演じる（性別は自分の性別にして演じても可）。

・できるだけ認知症の人になりきってもらう。

【観察者役】

・看護師役のアセスメント・対応を観察しながら、要点を抑えられているか確認する。以下は説明の例である。

それぞれの役のルールを説明します。

看護師役の方は、自分の担当患者として対応していただきます。そして患者さんの様子から何か身体的な不調はないか、『あんちょこ』を使いアセスメントをしてください。このロールプレイでは、認知機能障害に配慮した基本的コミュニケーション・スキルも意識していただきたいので、

□会話は短く具体的に

□大事なところは繰り返す

□ゆっくり、はっきり分かりやすい言葉を使う

□ゆっくり待つ

□話題は一つずつ

□話をさえぎらない
の中で意識するコミュニケーション･スキルを一つ決めて試してください。ロールプレイ終了後に、その後どのような観察やケアが必要と考えたかを振り返っていただきます。

患者役の方は、まずは設定どおりに患者役を演じてください。性別は自分の性別にして演じてくださっても結構です。できるだけ認知症患者さんになりきっていただけると、このロールプレイが充実します。ただし、熱演され歩き回りたいと思われるかもしれませんが、今回は座ったままの演技でお願いします。

観察者役の方は、看護師役のアセスメント・対応を観察しながら、要点を抑えられているか確認していただき、フィードバックの時に看護師役の方にコメントしてください。

＃2　シナリオ 1　配布

メインファシリテーターの合図でサブファシリテーターがシナリオ 1（p.88、89）の用紙を一人ひとりに役を確認しながら配布する。看護師役、患者役にはそれぞれの用紙 1 枚を配布し、観察者役には看護師・患者役両方の用紙、計 2 枚を配布する。この時は裏にして配布し、メインファシリテーターの合図があるまで読まないよう説明する（表 4-1）。

＃3　シナリオの読み込みと役作り：1 分

メインファシリテーターの合図でシナリオを読み始め、役作りをイメージしてもらう。看護師役には意識するコミュニケーション・スキルを決めてもらう。ロールプレイ中にアセスメントシートを見て確認してもよいが、シナリオは見ないよう説明する（表 4-2）。

表 4-1 「配布」の進行

メインファシリテーター	サブファシリテーター
「それでは、シナリオを配布してください」	シナリオ 1 の用紙を一人ひとりに役を確認しながら、内容が見えないよう裏にして配布する。
・配布中 「裏にして配布しますので、見てくださいと合図があるまで読まないようにしてください」と説明する。	・看護師役、患者役にはそれぞれの用紙 1 枚を配布。 ・観察者役には看護師・患者役両方の用紙、計 2 枚を配布する。

表 4-2　シナリオの読み込みと役作り

メインファシリテーター	サブファシリテーター
・配布が終了したか全体を確認し、配布終了した後 「それでは、シナリオを読んでください」 「役作りをイメージしながら、シナリオを読み込んでください。時間は 1 分です」 「読み終えた看護師役の方は、意識するコミュニケーション・スキルを 1 つ決めてください」 ・全員が読み終わっているか確認し 「ロールプレイ中にアセスメントシートを見て確認していただくことは結構ですが、シナリオは見ないよう伏せてください。看護師役の方はアセスメントシートだけ手に持って演じてください」 と説明し、了解が得られたら開始の合図をする。	・看護師役に『医療者のための認知症対応シート』の＜必見！認知機能障害に配慮した基本的コミュニケーション・スキル＞を見せながら、「この中でどれを意識して演じますか？」と声をかけ決めてもらう。

表 4-3　ロールプレイの進行

メインファシリテーター	サブファシリテーター
・タイムキープする（3 ～ 5 分） ・この時全体を見回し、ロールが中断してないか、ヒートアップしていないかを確認し、必要時早めに終了してもよい。 ・終了の合図をする。	・ロールを見守る。 ・ロール中、患者役が実際に歩き回るとロールプレイが崩れやすいため、基本的には座った状態での演技を呼びかける。 また、担当グループでロールが中断していないか、またヒートアップしそうなら、早めに終了できるようメインファシリテーターに合図する。 ・ロールを止めるよう「お疲れさまでした」と声をかける。

＃４　ロールプレイ：３～５分

メインファシリテーターの合図でロールプレイを始める。メインファシリテーターは時間を計り、予定時間になったら終了の合図をする。この時、椅子の位置は適切か、サブファシリテーターが確認し調整を促す。患者役が実際に歩き回るとロールプレイが崩れやすいため、基本的には座った状態での演技を呼びかける（表 4-3）。

表 4-4　フィードバックの進行

メインファシリテーター	サブファシリテーター
・各グループ内でフィードバックをするよう説明し時間を計る。 「まず、今のロールプレイについて振り返っていただきます。まずは、看護師役の方から１分間、やってみて感じたこと、どんな背景を意識したか、行動・心理症状の背景にある身体的要因に気づくことができたか、アセスメントシートの利用法を理解できたかを振り返ってください。ではお願いします」 ・タイムキープする（一人１分）。 ・この時全体を見回し、ロールが中断してないか、ヒートアップしていないか確認し、必要時早めに終了してもよい。	・メインファシリテーターの合図で看護師役が話し始めるか見守る。話し始めないようなら、何を話せばよいか声をかけ発言を促す。
・終了の合図をする。 「はい、終了です」 「では、次に患者さん役の方お願いします。どんな気持ちで演技したか、特に意識して演じた認知症の症状についてお話しいただき、また患者役をやってみて感じたこと、自分なりに理由のある行動を止められる体験・感覚についても振り返ってみてください。ではお願いします」 ・タイムキープする（一人１分）。	・メインファシリテーターの合図で患者役が話し始めるか見守る。話し始めないようなら、何を話せばよいか声をかけ発言を促す。
・終了の合図をする。 「はい、終了です」 「では、次に観察者役の方お願いします。まずは率直な感想をお話しいただき、時間があれば看護師役のアセスメント・対応を観察しながら感じたこと、要点を抑えられていたかなどをフィードバックしてください。ではお願いします」 ・タイムキープする（一人１分）。	・メインファシリテーターの合図で観察者役が話し始めるか見守る。話し始めないようなら、何を話せばよいか声をかけ発言を促す。

メインファシリテーター	サブファシリテーター
・終了の合図をする。 「はい、終了です。お疲れさまでした」 ・全体がフィードバックし終わったところでネタ晴らしのシナリオを配布するよう合図する。 「では、ファシリテーターの方、看護師役の方には患者役のシナリオを、患者役の方には看護師役のシナリオを配ってください」	・メインファシリテーターの合図で、看護師役には患者役のシナリオを、患者役には看護師役のシナリオを配る。

＃5　フィードバック：3分（1人1分全員が話す）

メインファシリテーターから各グループ内でフィードバックをするよう説明し、時間を図る。看護師役をやってみて感じたこと、どのような背景を意識したか、行動症状の背景の身体的要因に気づくことができたか、アセスメントシートの利用法を理解できたかを振り返る。

患者役としてどんな気持ちで演じたか、特に意識して演じた認知症の症状について述べる。また患者役をやってみて感じたこと、自分なりに理由のある行動を止められる体験・感覚についても振り返る。

観察者として感想を述べフィードバックする。フィードバック終了後、看護師役に患者役のシナリオを渡し、患者役に看護師役のシナリオを渡し、ネタ晴らしをする（表4-4）。

＃6　シナリオ2、3の進行

メインファシリテーターの合図でサブファシリテーターがシナリオ2（p.89、90）の用紙を、役が重ならないよう一人ひとりに役を確認しながら配布する。看護師役、患者役にはそれぞれの用紙1枚を配布する。観察者役には看護師・患者役両方の用紙、計2枚を配布する。この時、裏にして配布しメインファシリテーターの合図があるまで読まないよう説明する。＃3・4・5を行う。

シナリオ2終了。シナリオ3（p.90、91）も同様に進行する。

全体共有

3シナリオの終了後、メインファシリテーターがまとめを行う。各グループでどのような意見が出たか、サブファシリテーターが積極的に挙手し、グループ内で出た意見を発言し共有する。

メインファシリテーターは、出てきた意見から本研修の目的である認知機能障害に配慮したコミュニケーションの大切さ、認知機能障害のある人の行動・心理症状のように見える行為の背景に身体的な問題が関係していることを再度強調しまとめとする。

「お疲れさまでした」と拍手し労をねぎらって終了する。サブファシリテーターもグループ内に「お疲れさまでした」と声をかけ、労をねぎらって解散する。

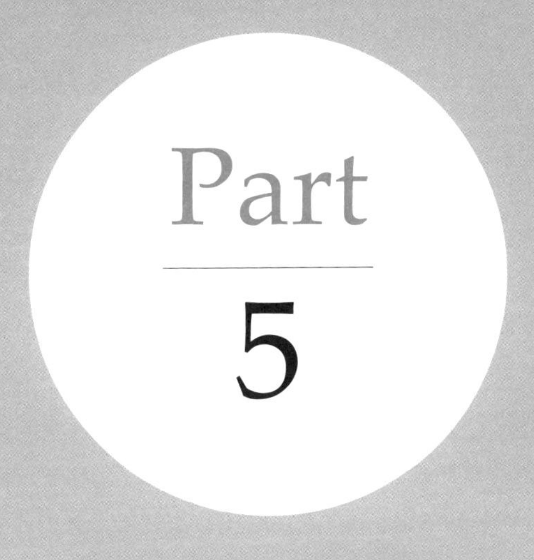

《ケアの実践》

認知機能障害を意識した退院支援

この章では

認知症の人へ退院支援を行う際に重要なことは、本人の意向を尊重することである。また、入院前の本人の生活機能と家族の理解状況を踏まえた生活スタイルなど、具体的に情報収集することは重要である。入院前の生活状況を参考に、退院後の生活をイメージして入院時より生活リズムを整えていく。加えて、医療に関する管理や生活での注意点などを指導する際に、マニュアルどおりの理想的な指導内容にするのではなく、その人が生活の中で実行可能な内容を考慮する。そして、退院後「いつもより体調が悪いな」と感じたときに、かかりつけ医や訪問看護等へ気軽に相談できるよう調整し、普段の生活の中で支援できる体制を整える必要がある。

本章では、認知機能障害を意識した退院支援について、『医療者のための認知症対応シート』「Step 3　入院時からはじまる患者の意向を尊重した退院支援」を軸に解説する。

Part 5

1 認知機能障害がある人の早期退院が困難になる要因

認知機能障害がある人の退院支援が困難となる背景として、以下の要因があるため、意識して退院支援を行うことが必要である。

・身体疾患や入院による行動・心理症状（BPSD）の出現とその対応が困難であり、治療がスムーズに進まない。
・認知機能障害により疾患に対する治療がスムーズに進まない。
・認知症による介護の必要性が高まり、両方に対応できる退院先が決まらない。
・入院により、せん妄などを発症し認知機能が変化することや、ADLの低下により家族が在宅での介護に抵抗を感じる。
・少子高齢化により独居の高齢者が増加し、家族の支援が受けられない場合も多い。
・配偶者の高齢化による老老介護や、子どもが就労しており自分の家庭のことで精一杯などという状況で、退院が進まないなどの現状がある。

上記の内容以外には、地域性が影響することも念頭に置き、受講者が勤めている施設の地域では、施策に対してどのように取り組んでいるかも理解しておくとよい。

Part 5
2
認知機能障害を意識した退院支援のポイント

認知症のある人が誤嚥性肺炎や心不全の急性憎悪、尿路感染症などにより、何度も入院を繰り返すことがある。その際に、医療者は「認知症があるから、予防のための指導を実施しても、守ることができないから指導しても意味がない」と、認知症であることを理由に適切な指導を行っていなかったことはないか振り返ってみる。認知症により記憶障害や実行機能障害などがある場合でも、本人の今までの生き方や考え方を、介護している身近な人などから確認する。入院前の生活に戻ることが退院の目標になると考えるが、退院後どのように生活したいと考えているのか、本人の意向を尊重しながら退院後の生活を調整し、必要な指導を実施していく。

チェック 付録 医療者のための認知症対応シート

ここでは、『医療者のための認知症対応シート』（以下、『あんちょこ』）Step 3 に沿って、「入院時からはじめる患者の意向を尊重した退院支援」をどのように行うかを説明する。

『あんちょこ』に沿った退院支援の流れ

Step 3-1　入院前の様子を具体的に確認しよう！

□キーパーソン・主介護者の確認
□入院前、自宅や施設ではどのように過ごしていたか
□好きなこと・嫌いなこと
□治療を進めるうえで予測されること、対応した方がよいこと

Step 3-1 では、認知症の人が、入院前はどのような生活を送っていたのか具体的に確認する。受講者へ、認知症の人を適正な時期に退院できるように支援するためには、できるだけ早期に退院後の生活をイメージして、入院中からできること・退院後の調整をすることの重要性を受講者に説明する。

普段、面会に来ている主介護者と退院後の方向性を決めて退院を決定したが、最終確認の面談時にキーパーソンが参加し、それまでに決めていた

『あんちょこ』に沿った退院支援の流れ

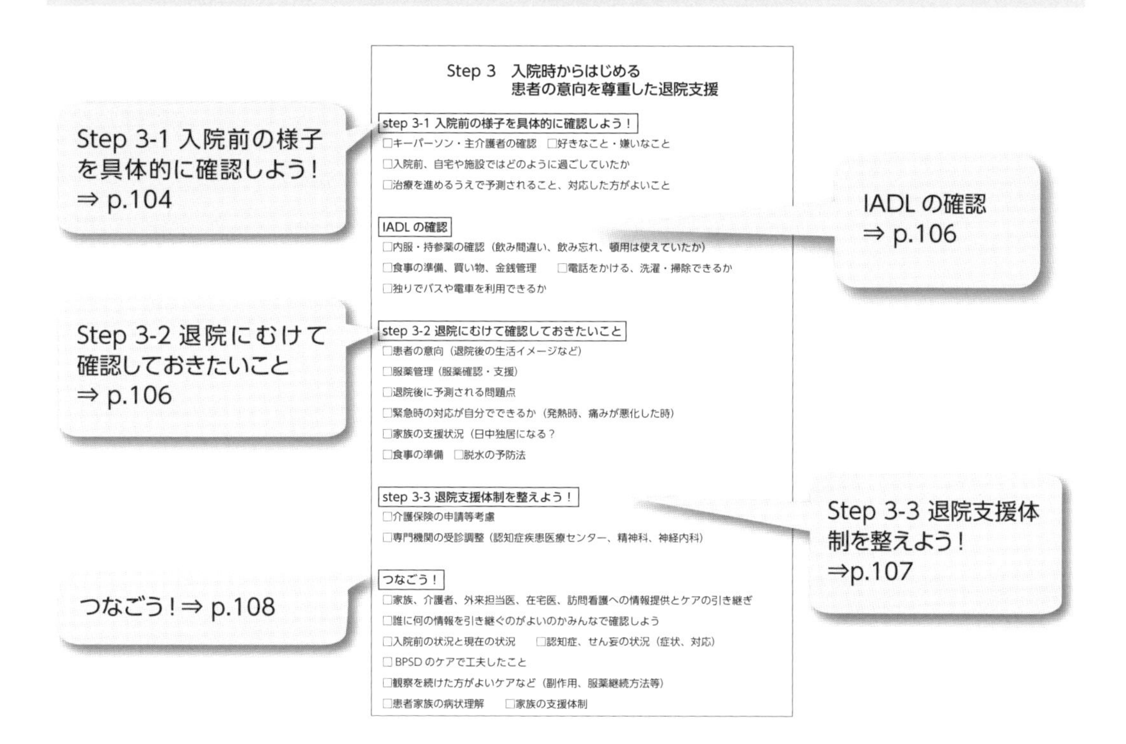

Step 3　入院時からはじめる
患者の意向を尊重した退院支援

step 3-1 入院前の様子を具体的に確認しよう！
□キーパーソン・主介護者の確認　□好きなこと・嫌いなこと
□入院前、自宅や施設ではどのように過ごしていたか
□治療を進めるうえで予測されること、対応した方がよいこと

IADL の確認
□内服・持参薬の確認（飲み間違い、飲み忘れ、頓用は使えていたか）
□食事の準備、買い物、金銭管理　□電話をかける、洗濯・掃除できるか
□独りでバスや電車を利用できるか

step 3-2 退院にむけて確認しておきたいこと
□患者の意向（退院後の生活イメージなど）
□服薬管理（服薬確認・支援）
□退院後に予測される問題点
□緊急時の対応が自分でできるか（発熱時、痛みが悪化した時）
□家族の支援状況（日中独居になる？
□食事の準備　□脱水の予防法

step 3-3 退院支援体制を整えよう！
□介護保険の申請等考慮
□専門機関の受診調整（認知症疾患医療センター、精神科、神経内科）

つなごう！
□家族、介護者、外来担当医、在宅医、訪問看護への情報提供とケアの引き継ぎ
□誰に何の情報を引き継ぐのがよいのかみんなで確認しよう
□入院前の状況と現在の状況　□認知症、せん妄の状況（症状、対応）
□BPSD のケアで工夫したこと
□観察を続けた方がよいケアなど（副作用、服薬継続方法等）
□患者家族の病状理解　□家族の支援体制

ことと方向性が変わることがある。そうなると、再調整をするために入院期間が延長してしまう可能性が高くなる。キーパーソンは、必ずしも同居家族や主介護者ではないことを念頭に置き、キーパーソンと主介護者を確認する必要がある。

次に、入院前の自宅や施設などでの普段の日常生活を具体的に確認し、入院中の療養環境に取り入れられることはないか検討する。

具体的な日常生活とは、①食事、②排泄、③更衣、④清潔動作、⑤移動方法、⑥睡眠状態に加え、⑦余暇の過ごし方などである。

①食事：何時に食事を摂りどのくらいの時間がかかるか、1日の食事回数、使用している食器、どのような場所で誰と食べているか、好きな食べ物は何かなど

②排泄：排泄誘導の有無、トイレまでの移動手段、ズボンや下着の着脱方法、オムツ使用の有無、オムツを使用している場合はその種類と使用方法など

③更衣：衣類の準備方法（誰が、どのように）、着脱方法など

④清潔動作：起床後の洗面・歯磨きや整容はどこでどのように行っているか、体を洗うのは誰がどのように行っているか、入浴の有無、好みの湯加減など

⑤移動方法：居室から寝室やトイレまでの距離、立ち上がり方法、つえ使用の有無、車いす使用の有無、手すりの位置、階段使用の有無、介助の有無と程度など

⑥睡眠状態：睡眠時間や睡眠パターンはどうであったか、中途覚醒の有無、睡眠薬使用の有無など

⑦余暇の過ごし方：どのようなことに興味があるのか、普段はどのようなことをしているのか（テレビ鑑賞、新聞閲覧、コミュニティへの参加等）など

①～⑦以外に、下記の項目であるIADLも同様に確認する。

IADLの確認

□内服・持参薬の確認（飲み間違い、飲み忘れ、頓用は使えていたか）

□食事の準備、買い物、金銭管理

□独りでバスや電車を利用できるか

□電話をかける、洗濯・掃除ができるか

Step 3-2　退院にむけて確認しておきたいこと

□患者の意向（退院後の生活イメージなど）

□退院後に予測される問題点

□家族の支援状況（日中独居になるか？）

□服薬管理（服薬確認・支援）

□緊急時の対応が自分でできるか（発熱時、痛みが悪化したとき）

□食事の準備

□脱水の予防法

Step 3-2では、認知症の人が退院するに当たって具体的に確認していくことを説明する。

高齢者が同じ病気や症状を繰り返すことは、加齢に伴う恒常性維持機能の低下によりやむを得ないことがある。また、体内で防衛反応が起こらないため、病気特有の症状がみられず早期発見しにくいともいわれている。加えて、認知症がある人は生じている体の変化を自ら表出できず、病状が悪化してから気づくことがある。

そのため、介護する人が認知症の人の普段の生活機能・パターンを把握し、「いつもと何か違う」変化を手掛かりに早期発見に努める必要がある。認知症の人は、便秘や脱水などに気づきにくいことも多いため、普段からどのように予防しているのか確認することの重要性も受講者に伝える。

家族の支援状況を把握するために、家族の介護に対する理解状況と生活スタイルを確認する。介護する家族が、病気に対する医療や日々のケアを継続しながら生活を送ることをどのように理解し実行できるのか。そして、普段の生活を少しでも長く継続するためには、介護する人の生活スタイル（家族構成、自宅にいる時間、仕事状況、余暇の過ごし方等）を確認し、家族の都合にも合わせた医療に関する管理や生活における注意点などを認知症の人とその家族と共に検討していく。

内服管理を普段の生活の中で継続することは、本人のストレスや介護する人の負担が大きいことを看護師は理解しておく必要がある。認知症のある人は記憶障害や判断力の低下に伴い、内服薬の自己管理が難しく、飲み忘れや「薬を飲まなくてはいけない」という思いから、何度も薬を飲んでしまう可能性が考えられる。仕事と介護を両立している介護者に、朝・昼・夕・寝る前といった内服薬を全て管理してもらうのは現実的に難しい状況がある。対策としては、家族が出勤する前と帰宅後の時間帯に内服時間を調整するような配慮が必要である。そうすることによって、本人が自己管理をしているとしても家族が確認しやすくなる。人により、生活パターンや性格、病気の進行が異なるため、医療者は、提案した医療上の管理内容や注意点を取り入れた生活パターンがどのくらいの期間で習慣となるのか、また、それはどのくらい継続できるのかも考慮する。一度確立できた習慣であっても、本人にとって合っているのかどうか、負担になりすぎていないかなどの視点で継続して確認していく必要がある。

Step 3-3　退院支援体制を整えよう！

□介護保険の申請等考慮
□専門機関の受診調整（認知症疾患医療センター、精神科、神経内科）

Step 3-3では、入院により新たに医療が必要になった場合や進行性の病気の症状、ADLの低下など今までの生活と違うところが少なからずあると思われる。退院後、時間の経過とともに、以前の状態に戻ることもあれば、生活環境や支援の方法を変えなければならないことを念頭に退院支援体制を整えていく。

認知症の人は再入院になりやすいといわれており、身体疾患・生活歴の経時的な変化を把握し、確実に地域に情報をつなぎ、退院後にいつでも相談できる体制を整えることが大切である。認知症の人も介護する家族も、医療者に相談したくても「これくらいで相談してはいけないかな」と感じてちゅうちょしてしまうことがある。そうなると、症状がかなり悪くなってから受診することになるため、身体機能の改善が困難になり、1回の入院期間が長くなる可能性が出てくる。入院期間が長くなることによりADLも低下し、入院前と同じ生活に戻ることが難しくなることも考えられる。普段の生活に近い状態で過ごし続けるためには、退院後「いつもより体調が悪い」と感じたときに気軽に相談できるよう、在宅ケアチームを調整する。そして、本人と家族が、かかりつけ医や訪問看護等に相談しながら生活していく中で、病院での医療処置が必要と判断した場合に、速やかに入院できるよう在宅ケアチームと病院の連携体制を整える。その中で、認知症の専門機関を受診できるようにかかりつけ医と話し合っておくとよい。

つなごう！

□家族、介護者、外来担当医、在宅医、訪問看護への情報提供とケアの引き継ぎ
□誰に何の情報を引き継ぐのがよいのか皆で確認する
□入院前の状況と現在の状況
□認知症、せん妄の状況（症状、対応）
□ BPSDのケアで工夫したこと
□観察を続けた方がよいケアなど（副作用、服薬継続方法等）
□患者家族の病状理解
□家族の支援体制

「退院支援」の研修の意図

本研修の意図は、①認知症の人の早期退院が困難になる理由を理解した上で、認知症の症状の要因を見極め、適切な治療・看護を提供し、また、悪化の予防とADLの低下を最小限にすることを念頭において、退院に向けた支援・調整を学ぶ、②認知症の人の退院の目標を達成するためには、入院前の生活に戻る、という退院後のイメージを持つ必要性を学ぶことである。

入院は、医療者にとっては日常的なことと思えても、患者・家族にとっては非日常的である。入院当初は、認知症の人にとっても急性期にあり、身体・精神的に悪化している状態である。身体疾患やせん妄により、それまでできていたことができなくなったり、身体疾患による苦痛や環境変化により新たなBPSDやせん妄が出現したり、認知症が進行したと思われたりすることがある。その症状の対応に困難を来し、適切な治療がなされないことがないように見極めて、退院支援・調整につなげていくことを退

院時カンファレンス等で話し合えるように学習する。

教材

Part 3 のグループワーク、Part 4 のロールプレイで用いた 75 歳の男性、胃がんの手術目的で入院となった事例を、退院支援の視点で退院時のカンファレンスを模擬体験する設定となっている。

事例：退院支援

75 歳　男性　胃がん手術

【入院前の状況】

73 歳の妻と 2 人暮らし。長女夫婦が車で 10 分程度離れた場所に住んでいる。自宅での生活で困ったことはなかった。

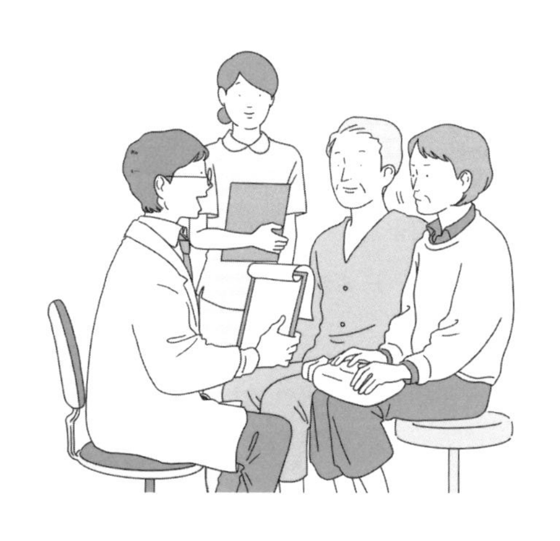

【現病歴】

入院する 2 か月前より心窩部痛あり。近医内科クリニックを受診し胃カメラ検査を受けたところ、不整な陥凹を示す隆起性病変を認め胃がんと診断。当院外科を紹介され手術適応と判断されたため手術目的での入院となった。

【入院時の現症】

軽度の心窩部痛があるが、本人から「我慢できるので鎮痛薬はいらない」と訴えあり、鎮痛薬の定期内服はしていない。

BT：36.5℃　心拍数：80 回 / 分　血圧：30/70mmHg

【入院時の様子】

妻と共に来院。

担当看護師があいさつに行くと出し抜けに大声（社会認知の障害）で返答した。

外来受診時にあらかじめ入院時の書類一式を渡していたが持参しておらず、書類のことを尋ねても思い出せない（記憶障害）様子であった。

病歴や生活状況を確認したところ、質問には答えるが「それは……何だっけ？（言語の障害）家族にでも聞いてください（記憶障害）」とにこにこと笑う様子が目立った。

また、持参薬を確認したところ、残薬が多数あった（記憶の障害）。

心電図や胸部 X 線の検査の際、看護師が付き添っていったが、帰りは「1 人で戻れるよ」と話したため、看護師が先に戻って病棟で待っていると、なかなか戻ってこず、しばらくしてからほかの病棟のスタッフに連れられて帰棟（実行機能障害、視空間認知障害）した。

【手術前日の様子】

入院という慣れない環境、胃のあたりの痛みに自覚はあるが、何の病気かの記憶はなく、胃がんの手術をするという入院の目的を覚えていない。夕方になると胃の痛みが強くなったため、いつもの常備薬（胃薬）を飲むため自宅へ帰ろうと帰宅願望が出現した。

看護師の説明で、痛みに対して鎮痛薬を内服し、帰宅したい気持ちはあるが、部屋に戻って一晩過ごすことができた。

【手術後の経過】

術後２日目に飲水が開始され補液が終了し、術後３日目に３分粥が開始された。夜になり動悸を感じたが、理由がわからず不安になり行動が落ち着かなくなった。看護師が落ち着かない行動がみられる原因の１つとして脱水からくる口渇によるものであると判断し、分かりやすく説明して飲水を促すと、飲水しベッドで休めるようになった。

手術後、２週間が過ぎ術後の経過は良好であったが、数日前より臥床がちとなり、リハビリテーションを行わず、食事摂取量は半量程度が続いている。看護師にリハビリテーションを促されても、入院前は足が丈夫で体力もあり、自宅での日常生活で困ることがなかったため、リハビリテーションを行う必要性を感じていない。一度、夜間失禁したことを気にして水分摂取量を控えていることが原因となり、便秘で腹部膨満感が強くなっていた。入院前と比べ、活動量が減少していることもあり、筋力低下が目立ってきた。看護師が、便秘であり腹部膨満感が出現していること、自宅へ帰るためにリハビリテーションと排便コントロールの重要性を分かりやすく説明すると、看護師の促しに応じるようになった。関わる際は、本人が分かるようその都度説明をしてから促すようにケアを統一してからは、リハビリテーションや飲水、食事がスムーズに行えるようになった。

研修の具体的な方法、進め方

（1）退院時カンファレンスをする際に、「医療者のための認知症対応シート」の「Step 3　入院時から始まる患者の意向を尊重した退院支援」を参考にして、自施設で取り組める方法を考える

研修方法は、個人ワークやグループディスカッションにより、次の①～③に示す内容を受講者が考え、実践できるように行う。

①退院時カンファレンスに参加するメンバーを選出してもらう

【例】

本人、家族、医師、看護師、リハビリテーションスタッフ、薬剤師、管理栄養士、MSW、ケアマネジャーなど

②カンファレンスでの職種による情報提供内容について検討する

【例】

本人と家族：入院前の生活状況の報告と退院後の生活をどのようにイメージしているか。退院後の生活において、心配ごとの有無や心配ごととは具体的にどのようなことか。家族の状況として、健康面・経済面・疾患や認知症に対してどのように理解しているか

医師：今回の病状説明と現在の身体的状態と認知症の程度、今後の予測できる身体的状態について

看護師：入院してからの生活の状況、食事の状況・排泄時の状況・清潔動作・睡眠状況、その他の余暇の過ごし方など

リハビリテーションスタッフ：身体機能について行えばできるADLと、生活の中で実際に行っているADLについて

薬剤師：現在、処方されている薬の説明、通常内服している薬や自宅の常備薬等の確認など

管理栄養士：疾患に合わせた食事制限の有無やその内容、本人の希望を取り入れた食事指導

MSWやケアマネジャー：療養先の選定ができるように、在宅へ退院する場合、回復期病院へ転院する場合、施設に入所する場合について、それぞれの状況と、患者・家族にとってのメリット・デメリット、金銭面も含めた情報提供など

それぞれの立場から前述した内容について報告できるように伝えておく。

③退院時カンファレンスを実施するために行うことは何か検討する

【例】

・カンファレンスの開催日・時間・場所を調整する
・カンファレンスの進行役、カルテへの記録者を決める
・②で検討した内容について、各立場から報告し、患者・家族が望む退院後の療養場所や活用する社会資源について話し合う

(2) 退院時カンファレンスを実施するに当たって出された意見を会場内で共有する

その際に、実際の臨床場面で行うことが可能な内容か、行えないとしたらどのような理由があるのかなども併せて検討することにより、より実践に生かしやすくなる。

【事例の患者の退院時カンファレンスの例】

日　時：○月△日（14：00～15：00）

参加者：患者、家族（妻と長女）、主治医、担当看護師、薬剤師、管理栄養士、MSW

【カンファレンスの内容】

主治医より、今回入院となった胃がんの経過について説明し、入院前は、特に大きな病気もなく、困ることなく日常生活を送っていた経過を患者・家族に確認しながら、参加者全員で情報共有した。今回の入院生活において、認知症の中核症状やBPSDのような症状がみられたことを看護師から報告を受けたが、確定診断されていないことを説明した。また、主治医が認知症の診断をすることは難しいため、かかりつけ医や専門の医師を受診し相談した方がよいことを説明した。

薬剤師より、今回処方された薬の種類と作用・副作用、内服方法について説明した。また、入院直後、胃の痛みを感じたときに自宅での常備薬（市販の胃薬）を飲みに自宅へ帰ろうとしたエピソードを看護師から聞いていたため、その際に確認した市販薬の作用・副作用を説明した上で、可能な限り、医師に処方された薬を内服するように説明した。

管理栄養士より、胃がん術後の食事の内容や摂り方について説明した。

看護師より、手術後も体力の低下はそれほどなかったため、意識して歩行することと、こまめに飲水することを説明した。歩行することはもともとの筋力や体力の維持につながり、生活していく上でとても大切であること、加えて全身の血流が良くなり、腸の動きも活発になるため、排便にもつながり便秘予防にもなることを説明した。

患者・家族より、これらのことは理解できたので家族がサポートしながら行えそうだと返答があった。

ここまでの話し合いの結果、退院後の療養先は入院前と同様の自宅と決定した。患者・家族は、現在のところ近くに長女が住んでおり、何かあるときは手伝ってもらえるため、介護保険を活用した社会資源の必要性はないとのことだった。

MSWより、主治医が説明した認知症専門医への受診についてかかりつけ医があるか確認すると、もともと大きな病気もなく風邪のときに受診する程度であったため、どこを受診すればよいのか分からないと返答があった。そのため、地域の認知症疾患医療センターや認知症対応力向上研修を修了したかかりつけ医の一覧を参考に、患者・家族と共に認知症について相談するかかりつけ医を検討した。

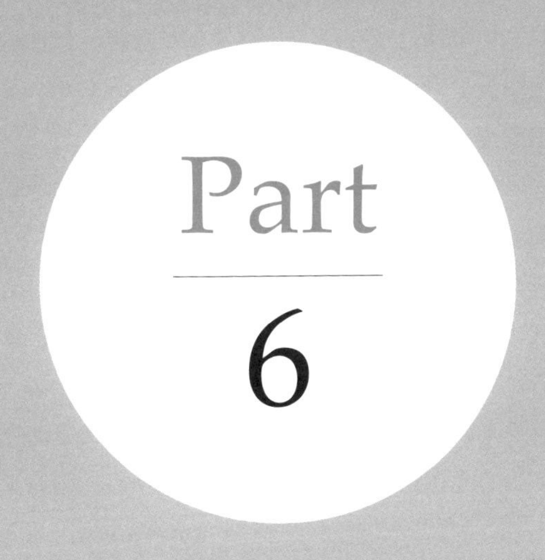

《解説》

身体拘束の最小化を目指した認知症ケア

この章では

急性期医療においては、認知症・せん妄など身体・精神機能の低下を伴う高齢者の診療の機会が増えており、そこでは転倒やルート・カテーテルの抜去等の医療安全に関する問題が生じている。

認知症の人が入院中に転倒事故が起こると、病院の管理責任が問われることを恐れて自己防衛的にならざるを得ないことも推測される。しかし、こうした状況にあっても、身体を拘束される認知症の人の気持ちはどのようなものかを考え、認知症の人の尊厳を保ちながら身体拘束予防につながるケアを行うことが大切である。

ここでは、急性期医療における身体拘束の現状と課題、身体拘束を予防するためのケアのあり方について解説する。

Part 6

1 一般病棟の認知症の人への身体拘束の現状と課題

高齢者の診療を考える上で避けて通れない重要な課題に、医療における安全の確保がある。特に急性期医療においては、認知症・せん妄など身体・精神機能の低下を伴う高齢者の診療機会が増えており、そこでは転倒やルート・カテーテルの抜去等の医療安全に関する問題が付いて回る。

これらの問題にやむを得ず対処するために、身体拘束が行われている実状がある。身体拘束は、行動の自由を制限するという法的・倫理的な問題のほか、医療者－患者間の信頼関係を傷つける、退院時の身体・精神機能低下を招く、患者に精神的苦痛を与え、PTSD（心的外傷後ストレス障害）発症を引き起こすなどの種々の問題が明らかになっており、海外では、転倒の予防や身体拘束は、高齢者医学の主要なテーマの一つとして検討が加えられている（表 6-1）。

一方、日本では、急性期医療での身体拘束の問題にほとんど関心が払われてこなかった。加えて、認知症の人が入院中に転倒事故を生じると、病

表 6-1　身体拘束の具体例

① 徘徊しないように、車いすやいす、ベッドに体幹や四肢をひも等で縛る。
② 転落しないように、ベッドに体幹や四肢をひも等で縛る。
③ 自分で降りられないように、ベッドを柵（サイドレール）で囲む。
④ 点滴・経管栄養等のチューブを抜かないように、四肢をひも等で縛る。
⑤ 点滴・経管栄養等のチューブを抜かないように、または皮膚をかきむしらないように、手指の機能を制限するミトン型の手袋等をつける。
⑥ 車いすやいすからずり落ちたり、立ち上がったりしないように、Y字型抑制帯や腰ベルト、車いすテーブルをつける。
⑦ 立ち上がる能力のある人の立ち上がりを妨げるようないすを使用する。
⑧ 脱衣やおむつはずしを制限するために、介護衣（つなぎ服）を着せる。
⑨ 他人への迷惑行為を防ぐために、ベッドなどに体幹や四肢をひも等で縛る。
⑩ 行動を落ち着かせるために、向精神薬を過剰に服用させる。
⑪ 自分の意思で開けることのできない居室等に隔離する。

（厚生労働省「身体拘束ゼロ作戦推進会議」：身体拘束ゼロへの手引き　高齢者ケアに関わるすべての人に．2001.）

院の管理責任が問われることを恐れて自己防衛的にならざるを得ない状況もあると推測される。身体拘束は本来、意識が混濁した患者の生命や安全を守ることが目的である。研究チームによると、医療現場では看護師らの人手が不足している上、安全管理の徹底を求める入院患者の家族などに配慮し、事故防止を最優先する意識が働く。その結果、他の対策を検討することなく、拘束を行いがちである。

精神科病院を除いた一般病院では、身体拘束の可否や範囲について定めた法律や規定はなく、医療現場の判断に委ねられている。一方、介護施設では、介護保険導入の際、身体拘束は原則、禁じられた。

中西らは、2017年に全国の一般病院（100床以上）3,466施設に対して身体拘束の実施に関する調査を行い937施設から有効回答を得た[1]。主に病気やけがの初期治療を行う急性期とリハビリテーションなどを行う回復期の病院を対象とし、集中治療室（ICU）や精神科病院は除外した。

集まったデータを分析したところ、認知症かその疑いがある入院患者2万3,539人のうち、約28%にあたる6,579人が拘束帯やひもなどを使った拘束を受けていた。ベッドの四方を柵で囲むだけのケースは含んでいない。こうした一般病院での実態は、これまでほとんど明らかになっていなかった。認知症ケア加算取得施設では、身体拘束の実施率は有意に低いものの、効果は限定的だった（加算取得施設42.0%／加算未取得施設47.1%）。

身体拘束の内容（複数回答）は「ベッド柵」（68.6%）、「抗束帯・ベルト」（28.0%）、「抜去防止の手袋」（25.6%）、「転落防止で縛る」（16.1%）、「介護衣」（12.6%）、「抜去防止で縛る」（11.2%）であり、身体拘束の理由の内訳としては「転倒リスクがある」（47.4%）、「自己抜去のリスクがある」（14.0%）、「自己抜去した」（9.6%）などだった。

身体拘束に関連する患者・病棟の背景要因についても検討している。認知症が疑われる人への身体拘束の実施率上昇に関連した因子は、患者の年齢（高年齢）、性別（男性）、認知症の診断（診断あり）、急性期病棟、整形外科・リハビリテーション科、脳神経外科が有意だった。一方、精神科コンサルテーションが受けられる病棟は、実施率の低さに関連し、患者数に対するスタッフの配置数に関しては、身体拘束の実施率と関係は認めなかった。この調査結果からは次の3点が示唆される。

①医療安全面で防衛的に身体拘束を実施している可能性

「転倒のリスク」が拘束を実施する理由の半数を占めることから、医療事故を懸念して防衛的に身体拘束を実施している可能性が考えられる。

②知識や技術の提供により、実施頻度は下げられる可能性

身体拘束の実施頻度とスタッフの配置数との相関は認めなかった。一方、精神科コンサルテーションなど、専門家の支援が得られる病棟では実施頻度が低いことから、人手の問題よりも身体拘束の適応の判定や代替手段の検討など、教育や技術的な支援で身体拘束の頻度を変えられる可能性がある。

③認知症ケア加算の効果は限定的である可能性

診療報酬の「認知症ケア加算」[*1]により、教育機会が増えたことなどの効果は否定できないものの、身体拘束減少への効果は限定的だった。認知症ケア加算には、拘束を実施することによる減算措置が加えられているが、その意図が臨床現場まで浸透しているかは明らかではない。

＊1 認知症ケア加算
認知症の入院患者への対応やケアの質を向上するために、病棟の看護師や多職種チームによる介入を診療報酬上評価するもの。主な算定要件において、身体拘束予防について「身体的拘束を必要としないよう環境を整える、身体拘束をするかどうかは複数の職員で検討する、やむを得ず実施する場合は早期解除に努める等」と示されている。

Part 6
2 身体拘束を減らすケアの工夫：せん妄の場合

海外では看護協会をはじめ、医師会や老年医学会、神経学会、集中治療関連の各学会がさまざまな状況を設定し、エビデンスに基づく身体拘束に関するガイドラインを作成・公開している。ガイドラインでは、拘束の適応の判断について指針を提示しているほかに、せん妄への対応、拘束に代わる手段の検討を重視した記述が多くみられる。

まず、身体拘束の必要が生じる前に、身体拘束をそもそも必要とする状況を生じさせないための取り組みが可能である。具体的には以下が挙げられる。

① せん妄の発生を予防する取り組み
② せん妄が発生したとしても、重症化を防ぐための取り組み
③ 認知症の行動・心理症状（以下、BPSD）に対する予防的な取り組み
④ 認知症のBPSDに対する重症化を防ぐための取り組み

急性期医療ではせん妄を合併するケースに遭遇することが多く、入院患者の約2割に合併するとの推計もある。したがって、せん妄の場合、意識障害を生じさせている身体的要因の検索と同定・対応が行われる必要がある。一方、わが国においては、せん妄に関する問題が医療者に十分に認識されていないこともあり、拘束の実施率を高める主要な要因になっている可能性が考えられる。

せん妄の原因に対処する

せん妄を発症する背景要因の多くに、脱水や感染、薬剤が関与している。特に、急性期医療で発生するせん妄の約3割には、不適切な薬剤の使用が関与していたとの報告もある。

最初に検討すべきは、睡眠導入薬（ベンゾジアゼピン系・非ベンゾジアゼピン系）である。ゾルピデムに対しては、米食品医薬品局（FDA）が2019年に枠組み警告を出したように、超短時間型睡眠導入薬は、せん妄の誘発のほか、睡眠時の異常行動を誘発するリスクがあり、身体合併症の

表 6-2　せん妄の直接因子の除去と促進因子の軽減

1．せん妄の直接因子（身体要因）を取り除き、全身状態を整える
・せん妄のハイリスク薬剤を見直す（特にベンゾジアゼピン系薬剤）
・脱水を予防し、水分出納のバランスを保つ
・電解質バランスを保つ
・低酸素状態にならないように、正常な循環動態を保つ
・排泄パターンを保つ（利尿剤・持続点滴の調整、苦痛を感じない排泄方法）
・活動と休息のバランスを保つ
・せん妄の発症要因となる薬剤を見直す
2．促進因子（促進要因）を取り除き、心地よい環境に整える
・見当識を維持する刺激を整える（カレンダー、時計など）
・感覚障害を補い適正な感覚刺激を保つ（眼鏡、補聴器、騒音排除、音楽、テレビ、照度など）
・身体拘束を取り除く（チューブ・ライン類の早期抜去、早期離床）
・疼痛を取り除く
・環境変化を最小限にする（病室の変更は最小限にし、可能な範囲で同じスタッフが関わる）

ある高齢者への使用は慎重を期すべき薬剤と考えられるようになった。

また、わが国では、これらの睡眠導入薬がクリニカルパスに組み込まれていることが多く、医療者が意識しないまま投与が行われ、せん妄が誘発されていることが少なくない。約束指示やクリニカルパスを使用する際には、せん妄のリスクを踏まえてベンゾジアゼピン系を使用するか代替薬を使用するか、個々に検討する必要がある。

睡眠導入薬の次に、消化性潰瘍薬であるH^2受容体拮抗薬（H^2ブロッカー）や鎮痛薬にも留意が必要である。特に、術後せん妄が遷延する場合に、ストレス潰瘍予防の目的でH^2ブロッカーが投与されていることが少なくない。H^2ブロッカーは、その抗コリン作用やヒスタミン受容体拮抗作用から、せん妄の誘発以外にも、高齢者の認知機能障害を誘発するリスクが近年指摘されており、基本的に高齢者への使用は注意したい。

ほかにも、鎮痛補助薬のプレガバリン、抗コリン作用を有する抗うつ薬等がある。これらの薬を鎮痛薬として投与したつもりで、認知機能障害を悪化させ、かえって痛みに関連するBPSDを誘発することもある点に注意が必要とされている。

表6-2にせん妄の直接因子と促進因子への対応方法について具体的に記載した。

せん妄の背景にある苦痛に対処する

急性期医療において、せん妄の中でも興奮が目立つタイプ（過活動型せん妄）や認知症でBPSDが疑われる場合に、真っ先に検討するべき事項は身体的苦痛である。急性期医療におけるBPSDの背景の半数以上は、痛みや便秘、排尿障害に伴う身体的苦痛が要因とされている。しかし、認知症の人は自身の苦痛を適切に伝えることが難しいため、見落とされているのが現状である。この場合は、患者の身体的苦痛に気づき、その苦痛を緩和することで、身体拘束をそもそも必要としない状況をつくることができる。

次に、白内障等の感覚障害と、光や照明、騒音などの環境要因との関係である。特に病院は、人の出入りも激しいため、一般の家庭と比較して雑音の多い環境である。そのため、複雑性注意が障害された認知症の場合には、集中することに自宅にいるとき以上の労力を要し、疲弊しやすい。静かな環境や、照明・外光が直接目に入らない、反射光が入らない、などの調整も重要である。

多職種チームでの介入と教育的支援

急性期医療において、転倒を減らす可能性のある取り組みはせん妄の予防である。多職種協働によるせん妄の予防的介入は、せん妄の発症頻度を下げるほかに、転倒の発生も削減できる可能性がある。

1. 拘束がやめられなくなる3つの要因と解決策

転倒やルート抜去に関連して、予防的に身体拘束を実施する状況は決してわが国独自の行為ではなく世界共通の課題である。身体拘束がやめられなくなる要因として以下の3つが挙げられる。

① ルートのある患者に対しては、身体拘束を実施するという慣習がある
② 拘束をやめて何かが起きた場合にスタッフが責められる（医療アクシデント報告を記載する必要がある）ことが生じやすい。その結果、医療者は拘束をやめることが提案しづらくなる
③ さらにその拘束中止に消極的なアセスメントがそのまま引き継がれ、看護計画が変更されることはなく、その結果、身体拘束の解除がしにくくなる

2．身体拘束につながる悪循環を打開する

① 身体拘束を実施している患者を常にリスト化する
② 再アセスメントを常に促すシステムをつくる
③ スタッフが個々に責められない文化をつくる

以上のようなアセスメントとその対応を臨床で実現するためには、臨床現場のスタッフに対するせん妄・認知症に関する基本的な教育と技術の向上が不可欠である。

教育に関しては、国の認知症対応力向上研修が徐々に進められている。しかし、せん妄の扱いが少なく、急性期医療に即した情報提供の機会をつくっていく必要があると考える。身体拘束に関しては、倫理的課題では触れられているものの、対応する上で必要な知識、ケアに生かすための実践的な技術をいかに伝えるかは課題となるだろう。

拘束をしない看護技術の向上に関しては、認知症ケアチームなど、多職種での支援体制の強化が重要とされている。せん妄の同定、痛みや身体的苦痛の管理、薬剤性認知機能障害の除外、環境整備などの対応に加えて、身体拘束により生じるメリット・デメリットの観点からの検討、よりリスクや制限の少ない代替手段の検討、たとえ実施したとしても最小限にとどめるためのフィードバックを行うなどの複合的な介入が必要である。

社会的議論の必要性

今後、病院での身体拘束に関する社会的議論を成熟させるためには、この問題の背景や現状に関する正しい情報発信と、その上でのコンセンサスづくりが重要である。

入院して転倒する多くの患者は、すでに自宅でも転倒しているとされる（入院患者の２～３割は、入院前半年間に自宅での転倒歴があるといわれている）。自宅で転倒したことがある人が入院すれば、転倒は避けざるを得ないのが現状であると認識する。このことについて、海外と日本でのとらえ方に違いがある。海外では、認知症の人の転倒を、「そもそも自宅でも避けられないことは医療機関でも避けられない」という認識が一般的である。さらには、本人の主体性を尊重する観点、身体拘束をすることで退院時にかえって筋力や認知能力等の機能低下を招くというデメリットを踏まえての認識もある。

わが国においては、身体拘束に伴うデメリットが社会的に知られていないことや、拘束を行うかの判断が担当医と病棟スタッフのみに委ねられ、その精神的負担が大きいことに問題があると考える。臨床スタッフの負担軽減のためにも、臨床倫理コンサルテーションの体制整備等が重要事項となるだろう。

Part 6
3 身体拘束を減らすケアの工夫：認知症の場合

一般病院には高齢者の入院も多く、加齢に伴う認知機能の低下や身体的不調からせん妄が併存し対応に苦慮している医療者も多いのではないだろうか。

高齢者の身体的特徴として、聴覚や視覚、温度覚や痛覚などの感覚機能の低下に加え、認知症が進行すると記憶障害や失行、失認、実行機能障害などの中核症状が生じ日常生活に支障を来すようになる。そして、中核症状である認知機能障害が生じることから二次的に行動・心理症状が引き起こされることも多い。

例えば、よく見かける「家に帰る」と歩き回っている「帰宅願望」の人の場合でも、本人に丁寧に理由を聞いてみると「おなかが痛いから家にある薬を取りに行く」や「トイレの場所が分からないから家のトイレに行く」など本人なりの理由があることが多い。しかし、急性期病院ではそのような場合、その人の理由をゆっくり聞く前に治療が優先されることもあるため、「帰宅願望＝興奮＝困った患者」と見なされることもある。そして、「安静が保てない患者」「現状理解が乏しい患者」とレッテルが貼られ、治療が優先されることから身体拘束につながる場合がある。そのような状況では、身体拘束を考慮する前に「なぜ患者が興奮するのか」「なぜ治療に協力してもらえないのか」をアセスメントすることが必要である。

それでも身体拘束を行わざるを得えない場合は、その理由や原因を特定し、原因を除去するためにケアを見直すことやほかの対応を試みたうえで、安全を確保するために取り得る代替方法がないことをチームで確認することが必要である。

拘束を行わざるを得ない状況とは以下のようなことが考えられる。

□歩き回りや興奮状態での周囲への迷惑行為
□転倒の恐れがある不安定な歩行
□点滴やドレーン類を自己抜去するなどの危険行動
□かきむしりや体をたたきつけるなどの自傷行為
□姿勢が崩れ姿勢保持が困難

これらの場合、患者は自分自身の安全を確保できず、生命の危機に瀕することが予想されることから、医療者は身体拘束を行うかどうか迷う。しかし、以下の基本的ケアが行われていると、比較的安定した状態でいられることが多い。

□起きる
□食べる
□排泄する
□清潔を保つ
□活動する

一方で、基本的ケアを行っていても、身体的不調から身体拘束を行わざるを得ない状況が生じることもあり、患者がいつもと違い落ち着かない場合には丁寧なアセスメントを行うことが必要である。

身体拘束につながりやすい症状と対策

身体拘束につながりやすい代表的な３つの症状「興奮」「転倒転落」「ルート抜去」に対応するアセスメントとマネジメントについて記載する。共通事項として、上記の症状がせん妄に起因する場合は、せん妄の直接因子の除去に努めることと、促進因子を最小限にして不快な環境を修正することが優先される。

1．興奮

①患者側のアセスメント

・身体疾患の進行や発熱、痛み、不快感、かゆみなどはないか。
・視聴覚の低下、思い違い、頻尿や残尿はないか。
・今までできていたことができない、身体に障害が生じた等の戸惑いや焦りはないか。
・排泄の失敗による混乱はないか。
・夕暮れや夜に不安や寂しさが募り、家に帰ろうとしていないか。
・環境の変化による混乱や周囲の状況に変化はないか。
・安易にオムツなどを使用して自尊心を傷つけていないか。

②看護職としてのアセスメント

・言葉遣いや対応が、押しつけ、せかすなどの不快や興奮を助長する傾向はないか。

・患者の思い違いや興奮に対して、スタッフが否定していないか。
・生活環境に閉塞感や、見慣れないものはないか。
・室内の照明は適度に調整されているか。
・使用している薬の副作用を正しくモニタリングしているか。

③マネジメント

・あいさつ、スキンシップ、声かけ、身体面のケアをとおしてなじみの関係を築く。
・関わるときは「否定しない、議論しない」。やさしく声をかけ、叱ったり行動を制止しない。
・食事・排泄・清潔への介助を適切に行い、イライラや不快の原因をつくらない。
・発熱、痛み、不快感の有無を観察して、早期に症状の緩和を図る。
・帰宅願望が募る時間には一緒に過ごし、和める時間をつくる。
・混乱しているときにはきちんと話を聞き、患者の行動に付き合う。

2．転倒転落

①アセスメント

・まずは患者の認識している世界を理解して受け止める。行動の理由を看護職が受け止める。
・看護職が認識している現実と違うことを語っても、決して否定や説得をしない。
・「家に帰りたい」という場合には、さらにその理由（真意）を確かめる。

②マネジメント

・自立的な動作を支援する環境づくりをする。
・排泄ケアを行う際は尊厳に配慮する。
・心理面への対応とコミュニケーションを良好にする。
・生活リズムの調整をする。

3．ルート抜去

①アセスメント

・患者はチューブ類についてどのように認識しているかを記載する。
・チューブ挿入による痛みや不快感はないか。
・固定部位の皮膚のかゆみや引きつれはないか。
・患者は、チューブが入っていることを分かっているか。
・ルートが目障りになったり、行動を妨げたりしていないか。

・寝たきり、活動不足、低刺激の状態ではないか。
・発熱や脱水などせん妄を引き起こすような要因はないか。

②マネジメント

【チューブ挿入による苦痛の緩和】
・患者にとって苦痛の少ないチューブの種類やサイズを選択する。
・痛みや不快感のサインを把握する（顔をしかめている、不機嫌、うめき声、大声、泣く、努力呼吸、緊張、そわそわしている、拳を握っている、怒りの表出）。
・痛みがある場合は、医師と鎮痛薬投与を検討する。
・固定部位の観察と清潔の保持を適宜行う。
・皮膚に負担の少ないテープ類を使用する。

【環境の調整】
・患者にチューブ挿入について適宜分かりやすく説明する。
・患者の理解度に応じてチューブに注意が向かないよう、視界に入らないように調整する。
・チューブ挿入によって行動の妨げにならないようにする。
・患者にとって関心を寄せられる活動を取り入れ、無為に過ごす時間を減らす。
・食事を摂ったり、トイレで排泄することを目標に多職種でアセスメントし介入を検討する。

【チューブ類の早期抜去に向けた介入】
・チューブ類の早期抜去を目標にして、多職種とのカンファレンスを行う。

身体拘束を行わざるを得ない状況のアセスメント

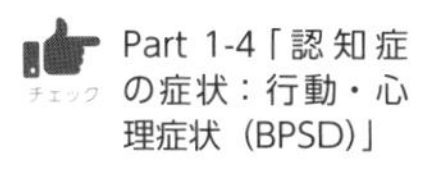
Part 1-4「認知症の症状：行動・心理症状（BPSD)」

1. 行動・心理症状（Behavioral and Psychological Symptoms of Dementia; BPSD）

行動・心理症状はBPSDと呼ばれ、「認知症患者にしばしばみられる知覚・思考内容・気分または行動の障害による症状」と国際老年精神医学会で定義[2)]されている。BPSDの詳細についてはPart 1-4「認知症の症状：行動・心理症状（BPSD)」を参照していただきたい。

行動症状には歩き回り、焦燥・攻撃、介護に対する抵抗、不適切な性的行動、破局反応[＊2]、夕暮れ症候群[＊3]、叫声、不穏、文化的に不釣り合いな行動、収集癖、ののしり、つきまといなどがある。

心理症状には妄想、誤認、幻覚、易怒性、抑うつ、アパシー、無気力、不眠、不安などが挙げられる。「不安で落ち着かず歩き回っている」という場面

＊2 破局反応
怒り出す、叫ぶ、殴るといった攻撃的な行動が突然出現すること。

＊3 夕暮れ症候群
午後から夕方になるとそわそわして落ち着かず、徘徊や興奮など不穏な行動をとること。認知症高齢者によくみられる症状。

のように、不安・落ち着かないという心理症状と歩き回るという行動症状が同時に起こることも多い。

これらの行動・心理症状にはきっかけとなる要因があるため、身体拘束を考慮する前にそれらを確認しアセスメントすることが必要である[3]。

・薬剤のチェック

高齢者ではポリファーマシー（多剤投与）であることが多いため、被疑薬はないか確認することは大切である。

・体調面は整っているか

便秘、脱水、発熱、疼痛、掻痒などはせん妄の誘因となるためケアが必要である。

・生活リズムは整っているか

入院し慣れない生活環境によりリズムが崩れていないか、入院前の生活リズムを確認しできるだけ近づけるような工夫が必要である。

・不快な刺激はないか

同室者の生活音や医療機器の音、普段と違う寝具など。

・不安などの心理的要因はないか

せん妄が重畳すると意識障害が生じ、さらに認知機能や実行機能も低下し、自分の存在が失われていく漠然とした不安感や喪失感を抱くこともある。

2．痛み

痛みはストレスの大きな誘因となり、せん妄の促進因子となるため早めの対処が必要である。認知症にせん妄が重畳すると、痛みを的確に自己申告することが難しくなることから、痛みが放置され、さらなるせん妄の悪化を招くこともあるため、積極的に痛みを緩和することはせん妄予防には必須である。

厚生労働省「2019年国民生活基礎調査」[4]では、65歳以上の高齢者が腰痛・肩こりなどを抱えている割合が多いことを指摘していることから、もともとある慢性の痛みに脱水や低栄養・感染などが加わるとせん妄が惹起され、うまく自己表現できず「どうにかしてほしい」という思いから、徘徊や粗暴さなどの行動・心理症状に発展する場合があると思われる。よって、行動の背景にある痛みなどのメッセージを読み解き、ケアにつなげることが大切である。

□病状や治療などから、苦痛や不快を予測し本人に確認する
□痛みの有無、部位、程度、持続時間を確認する
□痛みや苦痛を伴う処置やケアは短時間で行うよう工夫し、実施している内

容を分かりやすく言葉で伝える

3. 便秘

便秘は器質的な疾患で生じる場合もあれば、加齢に伴う身体機能の低下によって引き起こされることもある。一般病院に入院する高齢者の場合、治療のための安静指示や活動性の低下から腸蠕動が低下する。また食事や飲水制限等やのどが渇いたから水分を摂るというセルフケア能力の低下も加わり、便秘のリスクはさらに高まることが予想される。

認知症高齢者は便秘があっても、自ら気づき臨機応変に対処するという行動が難しくなったり、腹部不快や腹部膨満感などの身体的苦痛がせん妄や BPSD につながることもあるため対策が必要である。

□トイレまでの動線が分かるよう目印をつける
□水分摂取量と排尿のタイミングをアセスメントし、誘導時間を検討する
□排便状況の確認や必要時下剤を調整し、排泄誘導時間を検討する
□腹部膨満感、腸蠕動音も確認する

4. 空腹

認知症高齢者は記憶障害から食事をしたこと自体を忘れてしまうことがある。そのような場合、三食の食事の合間におやつを食べてしまい、食事の時間には満腹となり食べられず、次の食事の前に空腹となり不快を感じることもある。さらに、食べ物を探しに歩き回ることもあり、医療者は空腹と気づかず対応に苦慮することもある。よって食事量を確認し、摂取量が少ない場合は、空腹はないかを確認し対応することが大切である。

□食事摂取量、飲水量を確認する
□失認、失行、実行機能障害、注意障害をアセスメントし、必要時介助する
□おなかがすいていないか本人に直接聞く

5. 口渇

高齢者は体内水分量が減少し脱水になりやすいという特徴がある。また、基礎疾患の治療のため利尿薬を内服している人も多いことから、治療薬の効果が期待される反面、脱水のリスクもはらんでいる。

認知症高齢者は注意障害や失行・失認、実行機能障害から食事や飲水がスムーズにできなくなり、仮に口渇があっても水を飲むという行為が難しくなることもある。

脱水はせん妄のリスクとなり、早急なケアが必要になるため、口唇や舌

の乾燥はないかを確認しケアにつなげることが大切である。

これらの身体的苦痛はないか、丁寧に確認していくことが、身体拘束を減らす鍵となる。

□口唇・舌の乾燥の有無
□飲水量の確認
□手の届くところに水分を置く
□水分摂取が進んでいない場合は飲水を勧める

やむを得ず身体拘束を行う場合

緊急でやむを得ない場合であっても、身体拘束に代わる方法はないか、いま一度チームで検討する。それでも安全性が保てない場合は「切迫性」「非代替性」「一時性」の3つの要件*4を満たすことが求められている。この場合、医師による必要性の判断、医療チームでのケア方法の検討、本人・家族の承諾、必要性について定期的な評価をすることが求められている。

＊4 Part 1　p.42 参照。

・切迫性

切迫性があること。切迫性とは、行動制限を行わない場合、患者の生命または身体が危険にさらされる可能性が高いことを示す。例えば意識障害、説明理解力低下、精神症状に伴う不穏、興奮がある場合が相当する。

・非代替性

非代替性とは、行動制限以外に患者の安全を確保する方法がないことである。例えば継続的に見守りをしているが対応困難な場合などである。

・一時性

一時性とは、身体拘束や行動制限が一時的であること。一日の中でも患者が落ち着いている場合は身体拘束を外すなど、身体拘束を最小限にすることが重要である。

認知症の人の世界観を知る

認知症高齢者が病気やけがで入院すると、記憶障害から入院したこと自体を忘れ「何でこんな所にいるんだろう」と不安になり、身体的苦痛から「何か体がおかしいぞ」とさらに混乱し、病院は見知らぬ人だらけのため「家に帰らないといけない」という帰宅願望につながることが想像される。そして、何度も同じ質問を繰り返す認知症高齢者に対し、医療者も「言ってもわからない人」「さっきも説明したのに」という気持ちが生じ態度に現れると、認知症高齢者は「大切にされていない」と敏感に感じ取り、ケアの拒否や時に興奮につながる。

急性期病院では治療が優先されるため、帰宅することは許されず、治療継続のためには身体を拘束してまで治療せざるを得ない状況になるのではないか。前述のような認知症高齢者の「言い分」が医療者に伝えられないまま、身体を拘束される気持ちはどのようなものであろうか。

危険行動が生じる背景にある認知症の人の気持ちを想像し尊厳を保ちながら、ケアにつなげることが急性期病院では何より大切なことである。

引用文献

1) Miharu Nakanishi, Yasuyuki Okumura, Asao Ogawa：Physical restraint to patients with dementia in acute physical care settings: effect of the financial incentive to acute care hospitals. Int Psychogeriatr . 2018; 30（7）: 991-1000.
2) 日本老年精神医学会：認知症の行動と心理症状 BPSD　第2版. アルタ出版；2013.
3) Finkel SI, Costa e Silva J, Cohen G, et al: Behavioral and psychological signs and symptoms of dementia: a consensus statement on current knowledge and implications for research and treatment. Int Psychogeriatr. 1996；8（Suppl 3）: 497-500.
4) 厚生労働省：2019年国民生活基礎調査.〈https://www.mhlw.go.jp/toukei/saikin/hw/k-tyosa/k-tyosa19/index.html〉

認知症ケアの研修に活用できる
教材・資料

Part 7　研修に活用できる教材・資料の概要

この章では、認知症ケアに関する研修で実際に活用できる教材・資料を掲載する。これらの教材や資料の使い方や研修の進め方については、それぞれ該当する Part を参照していただきたい。

1．研修プログラムの概要と進行のスライド

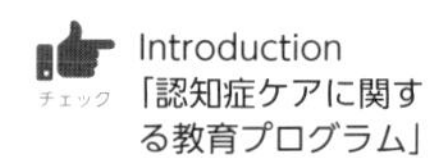
チェック Introduction「認知症ケアに関する教育プログラム」の概要

Introduction で紹介した「認知症に関する教育プログラム」の概要と進行を示したスライドである。受講者に研修プログラムの進行を説明する際に使用する。開催状況に応じて適宜修正して活用していただきたい。

2．グループワーク資料

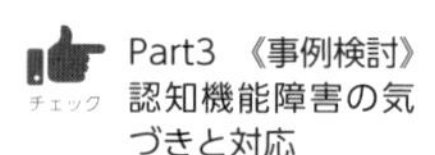
チェック Part3《事例検討》認知機能障害の気づきと対応

認知機能障害への気づきと対応を促す「事例検討」のグループワークに活用する。詳しい使い方は Part 3 を参照していただきたい。受講者には事例のみ渡し、ファシリテーターには回答例や進行の注意点を記載した資料を渡すこと。

3．ロールプレイ資料

チェック Part 4《ケアの実践》認知機能障害に合わせた治療上の支援、コミュニケーション

認知機能障害に合わせた治療上の支援、コミュニケーションについてのロールプレイで活用する。詳しい使い方は Part 4 を参照していただきたい。

資料を配布する際は、看護師役・患者役にはそれぞれのシナリオのみを渡し、ファシリテーター役には看護師役・患者役のシナリオ両方と、進行に関する注意点を記載した資料を渡す。1回目のロールプレイが終わったら、看護師役・患者役に担当ではない役のシナリオを渡し、振り返りの時間で内容を共有する。

4．研修会アンケート（研修後）

研修会の有用性や終了後の知識の変化を評価する。研修会の運営の参考に使用していただきたい。

5．認知症ケアの自信に関するアンケート（研修前／研修後）

研修前後で認知症ケアへの自信がどう変化したかを確認する。

6．認知症ケアの知識テスト（研修前／研修後）

研修受講後に認知症ケアの知識にどう変化があったかを評価する。今後の研修会の運営の参考にする。

Part 7

1 研修プログラムの概要と進行のスライド

認知症対応研修プログラム

- オリエンテーション　5分
- 講義　60分
- 休憩　10分
- 事例検討　40分
- ロールプレイ　50分

事例検討：グループワーク

一般病院における認知症の問題点

医療スタッフは認知症に気づかないことが多い

– 認知症患者であってもその診断がついていないことがほとんど

– せん妄を発症することでようやく認知症の存在が認識される

(一般病院に入院した認知症患者の66-89%がせん妄を発症)

☞ 認知症に気づくポイントを知っておく！

グループワークの時間配分

- オリエンテーション　5分
  趣旨の説明、グループ分け　事例提示
- グループワーク　25分
- 全体共有　10分

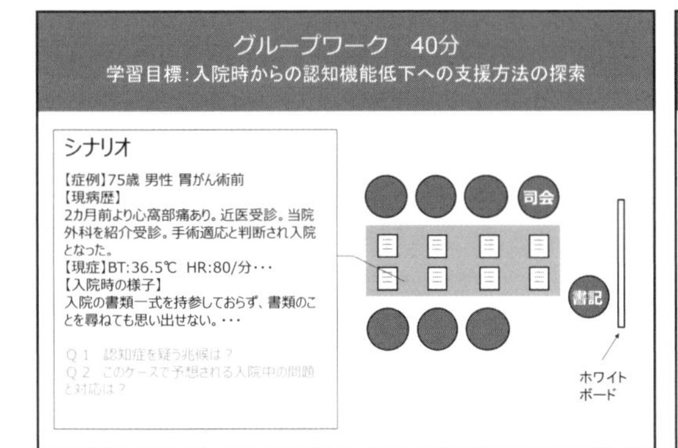

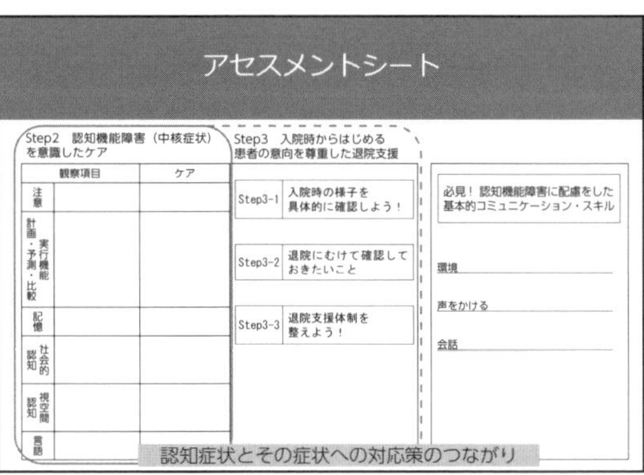

グループワークのポイント

- ・エピソードと関係する認知機能障害はアセスメントシートを参考にする
- ・一つのエピソードに関係する認知機能障害を複数挙げてもよい
- ・グループワーク開始前に司会、書記、発表者を決めておく
- ・発表者は全体共有の際にグループ内の意見を集約して発表する
- ・建設的な発言を心がける（唯一の正解を導き出すのではなく、案を出す）

グループワークのまとめ

- ・面談や事前の情報からどのような認知機能障害が疑われるか評価できましたか？
- ・認知機能障害によって起こる身体治療の問題を予想できましたか？
- ・その問題への対応・ケアをどれだけ思いつきましたか？

ロールプレイ

一般病院における認知症の問題点

認知症状と身体疾患・治療の関係が分からないことが多い

- 問題行動＝「認知症の行動・心理症状（BPSD）」と画一的に評価されやすい
- 痛みなど身体的な症状が評価しにくい

☞ **問題行動に隠れた身体的な問題を見逃さない**

ロールプレイの手順

- 最初に自己紹介
- 3人一組・交代でロールプレイ
  - BPSD様の行動に対応
- 看護師役
  - 身体的な問題を見つける
  - 認知機能障害に配慮したコミュニケーション
- 患者役
  - 認知機能障害の擬似体験
- 観察者役
  - コミュニケーション技術の観察、バイタルや頓用指示など医学的情報の説明

ロールプレイ　50分

学習目標1.認知機能障害に配慮したコミュニケーション・スキルの実践
学習目標2.認知機能障害に合わせた治療上の支援

看護師役
観察者役
患者役

シナリオ①帰宅願望（入院直後）
75歳　男性
【医療者用情報】75歳　男性　胃がん術前
先週末に胃がんの手術目的で入院。元々、食思不振で、補液開始したが、本人が拒否し、水分摂取を促していた～～
【身体状況】BT:36.8℃　脈拍:100bpm　血圧～～
【経過】夕方病棟の廊下をうかがうように歩いている本人を発見し、何をしているか尋ねたところ「今すぐに帰る」と訴えた。

【患者用情報】75歳　男性
おなかの病気で治療が必要だと言われたことは覚えているが、診断名は覚えていない。

振り返り

看護師役
行動症状の背景の身体的要因
に気づくことができたか？
（アセスメントシートの利用法を理解できたか）
患者役
自分なりに理由のある行動を
止められる体験・感覚

シナリオ②不穏（術直後）
シナリオ③無為（術後）
シナリオ④‥

アセスメントシート

Step1-2　身体機能の低下・せん妄を確認、予防する

	観察項目	ケア
低栄養・脱水		
痛み		
便秘		
身体		
薬剤		
環境		

必見！ 認知機能障害に配慮をした基本的コミュニケーション・スキル

環境

声をかける

会話

認知症状に合わせた身体症状の評価・コミュニケーション・スキル

ロールプレイの時間配分

シナリオ読み・役作り→ロールプレイ→フィードバック

ロールプレイ（3-5分）　9-11分

シナリオ読み
役作り（1分）

フィードバック（3分）

- 試すスキルを決める
- 認知症対応シートを意識する

1. 看護師役がどんな背景を意識したか?
2. 患者役がどんな気持ちで演じたか?
3. 観察者役が感想を話す

看護師役の手引き

・シナリオの臨床場面において自分の担当患者として対応
例：帰宅願望や不穏への対応

・アセスメントシートを使って身体的な問題のアセスメントを行う

・アセスメントに基づいたケアを提案する

・認知機能障害に配慮した以下のコミュニケーション・スキルを決め、試す

□会話は短く、具体的に　□大事なところは繰り返す
□ゆっくり、はっきり話す　□話題はひとつずつ　□話はさえぎらない

・フィードバックの際にどのようなアセスメント、ケアを行ったか述べる

患者役の手引き

・設定どおりに患者役を演じる（性別は自分の性別にして演じても可）

・できるだけ認知症患者さんになりきる。
- 自分だけでは病状を正しく評価できない
- 置かれている状況や相手の立場が分からないので、自発的に相談しにくい
- 自分なりに原因を推測し、対処しようとしている

・フィードバックでは患者役の体験、自分の行動を止められる体験に関して振り返る

観察者役の手引き

・看護師役のアセスメント・対応を観察しながら、要点を抑えられているか確認する

・医学的な情報（バイタルや屯用指示）を看護師役が確認したいときに伝える

・フィードバックの看護師役のコミュニケーションやアセスメントで気づいた点を述べる

ロールプレイのまとめ

・看護師役を演じて、BPSD様の言動と身体的な問題の関係を評価できましたか？

・目標にしたコミュニケーションは参考になりましたか？

・患者役を演じて、自分なりの対処行動を止められる感覚を経験しましたか？

Part 7
2 グループワーク資料

症例A

69歳　女性　糖尿病精査・教育入院

【現病歴】

検診で高血糖を指摘されるも、受診せず、同居している息子が結果を見て、近医内科クリニックを受診。HbA1cが12.1と高値を認め、原因の精査および教育入院を勧められ、当院糖尿病内科に入院となった。

【現症】

口渇あり、ほかの身体症状は乏しい。

BT：35.8℃　心拍数：60回／分　血圧：125/80mmHg

【入院時の様子】

息子と共に来院。汚れやシミが目立つ、少し季節外れな服装をしていた。入院時に検査日程など説明すると、「そんなにたくさんやるのね」と初めて聞いたような返答をした。前医での説明を聞くと、「血糖が12とか言われたけど、糖尿の知り合いはもっと高いから12は低いはずよね」と答えた。

病歴や生活状況を確認したところ、自分の食生活や好みの話が始まり、途中でほかの情報の確認のために一度話を中断しようとするが一方的に話し、息子が制止して、ようやく話し終えた。息子からは、最近入浴することが減り、同じ服を着ることが多くなったという情報があった。

また、息子に食生活について聞くと、冷蔵庫にもともと好きな甘いものが以前よりも増え、また賞味期限切れのものを処分することがあったと話したが、本人は「息子が食べると思って……」と返答した。

面談の途中で本人が尿意を催しトイレに行ったが、なかなか戻らず、トイレに確認しに行くと、便座に腰掛けようと腰をかがめたような姿勢のまま失禁している本人を発見した。息子に聞くと、自宅でも本人が使用した後のトイレを見ると、尿が床に着いていることが増え、水が流されないままということもあったことが分かった。

Q1　認知症を疑うポイントは？　他にどんなことを確認する？

Q2　このケースで予想される病棟での問題と対応は？

Q1 に関するエピソードとアセスメントの例

エピソード	アセスメント
服装が季節外れ、汚れている	季節感や身なりを気にしなくなる →社会的認知の障害 着替えの手順が分からなくなる →実行機能障害
検査のことを初めて聞いたような反応	説明された内容を忘れる →記憶の障害
血糖と HbA1c の違いが理解できていない	単語の理解が不正確 →言語障害
話を中断しようとするが、一方的に話し続ける	周りの様子をつかんだり、配慮したりすることができない →社会的認知の障害
冷蔵庫のなかの残り物が増えた	買い物ができなくなる →実行機能障害 買ったことを忘れる →記憶の障害
「息子が食べると思って‥」と返答	取り繕い →記憶の障害
腰をかがめたような姿勢のまま失禁	便座と自分の位置関係が分からない →視空間認知の障害
トイレを流さない	段取りを組めなくなる →実行機能障害
【ほかに確認すること】 家での ADL、IADL、社会資源の利用状況、見当識障害の有無　など	

Q2 に関する問題点と対応の例

問題点	対応
トイレで失禁や転倒の危険性 →視空間認知の障害	センサーコールの使用の検討 排泄介助
食事量の評価など本人の言ったことが不正確な可能性がある →記憶の障害・言語障害	食事量（間食を含む）や尿量などを必ず看護師が確認する 図を用いて一緒に確認する
急な検査やケアに対して混乱する →実行機能障害・記憶の障害・社会的認知の障害	あらかじめ検査の日時をメモで伝えたり、ケアを行う際には先に声をかけてから行う ケアをする際には自分の名前、立場や目的を明確に言葉にして伝える
血糖測定やインスリン注射の手技が習得できない →記憶の障害・実行機能障害	看護師のサポート 手順を可視化した資料で明示 家族・訪問看護などへの協力依頼
薬の飲み忘れ →記憶の障害	看護師が服薬をサポート 服薬カレンダーを使用するなど、家での服薬管理状況に近い管理方法を検討する

症例B

73歳　男性　COPD・肺炎入院

【現病歴】

40本/日×50年の喫煙歴あり。半年ほど前から息切れや咳があったが､受診していなかった。食欲が徐々に低下し、発熱が数日前から改善せず、近医を受診、肺炎を指摘された。受診当日に搬送され、肺炎の治療のために緊急入院となった。

【現症】

痰がらみ、喘鳴あり。呼吸苦は乏しい。SpO_2はカヌラ2Lで90%前後。

BT：37.9℃　心拍数：86回/分　血圧：96/58mmHg

【入院時の様子】

妻と共に来院。口臭はたばこの臭いが強く、口腔内は不潔であった。衣服には焦げたような跡が数カ所見られた。入院時に検査や治療についての説明のために訪室すると、カヌラが外れたままで、体がベッドに対して斜めになっており、左足がベッドの脇からはみ出していた。耳につけたテレビのイヤホンを外そうとせず、看護師に気づいてもすぐにテレビの方を向いてしまい、会話に集中していない様子が見られた。検査の説明に対しては「苦しくないのに大ごとだね、あんまりやりたくないね」と深刻さの乏しい様子で返答した。

前医による説明を聞くと､「胸の写真を撮って影があるみたいなこと言われたけど、病名は聞いてないね」と答えた。同席した妻は前医に肺炎と診断され入院治療となることを聞いていたと話し、自宅では最近寝たばこが増えて布団も焦げていたことがあったとの情報があった。

病棟のオリエンテーションをすると､「病院の中には……、あれはあるのか？　ほらいろいろ売ってる……」と話し、看護師が売店のことかと聞くと、本人もうなずいて、売店の場所を確認した。

Q1　認知症を疑うポイントは？　ほかにどんなことを確認する？

Q2　このケースで予想される病棟での問題と対応は？

Q1に関するエピソードとアセスメントの例

エピソード	アセスメント
口腔内が不潔	習慣の段取りが組めなくなる→実行機能障害 身なりを気にしなくなる→社会的認知の障害
寝たばこ、衣服の焦げ跡が増えた	吸っていたたばこのことを忘れる→記憶の障害 喫煙の一連の動作ができなくなる→実行機能障害
カヌラが外れたまま	治療の必要性を忘れている→記憶の障害 ルート類に注意が向けられない→注意障害

体の位置がベッドに対して合っていない	ベッドと自分の体の位置関係が分からなくなる →視空間認知の障害
イヤホンを外さずに応答	イヤホンに注意が向かない →注意障害 会話での配慮ができない →社会的認知の障害 会話をする上での準備ができない →実行機能障害 イヤホンをしていることを忘れている →記憶の障害
すぐにテレビの方を向いてしまう	物音や刺激で中断しやすい →注意障害
深刻さの乏しい様子 病名を覚えていない	説明内容を忘れる →記憶の障害 周りの状況への配慮ができなくなる →社会的認知の障害
「売店」という単語が出てこない	代名詞が多い →言語障害
【ほかに確認すること】 家での ADL、IADL、社会資源の利用状況、見当識障害の有無　など	

Q2 に関する問題点と対応の例

問題点	対応
口腔内が不潔なことにより、肺炎が悪化する可能性→実行機能障害・記憶の障害・社会的認知の障害	口腔ケアができるようにセッティングする セルフケアが難しいようであれば、看護師が介助する
ベッドからの転落の可能性→視空間認知の障害	センサーコールの使用の検討
呼吸苦などの症状・体調の経時的な評価ができずに、症状が重篤化しやすい→記憶の障害・言語障害	SPO_2 や表情、日中の離床の程度など他覚的な兆候を必ず看護師が確認する 家族とも注意点を共有する
検査や処置、セルフケアの獲得に消極的・拒否的になる可能性 →実行機能障害・記憶の障害・社会的認知の障害	処置や検査の際は目的を説明しながら行い、病状の見当識を強化する あらかじめ検査などの日程を可視化する
在宅での酸素投与の安全な手技の獲得が困難 →記憶の障害・実行機能障害	看護師のサポート 手順を可視化した資料で明示 家族・訪問看護などへの協力依頼
ルート類の自己抜去 →記憶の障害・注意障害	病状・治療の見当識の強化・情報の可視化 ルート類の数や固定の整理
せん妄の可能性	せん妄予防対策（せん妄リスクの確認、直接因子となりそうな薬剤の中止を検討、術前のオリエンテーション、リアリティ・オリエンテーションの実施、自己抜去予防策の検討など）

Part 7
3 ロールプレイ資料

看護師用シナリオ①

75歳　男性　胃がん術後　「探し物をする」患者

【現病歴】

胃がんの手術後7日が経過した。4日前から食事が始まったがむせることもあり、微熱が続いている。術後内服していた鎮痛薬はすでに終了している。

【医療者情報】

手術前に病棟で迷子になったり、帰宅願望があった。入院前は普段から家でも物をよく無くすことがあり探し物をすることも多く、時々家族も対応に困ることがあった。

【身体状況】

BT：37.5℃　心拍数：110回前後／分　血圧：140/96mmHg　SpO_2：96%　呼吸回数：25回／分

【予測指示】

不穏時：ハロペリドール注5mg＋生食50mL　点滴、もしくはクエチアピン25mg 1錠内服

疼痛時：アセトアミノフェン1000mg　＋生食100mL点滴

準夜勤の開始後のラウンド中、うつろな表情でぶつぶつ独り言を言い、床頭台やクローゼットの中を覗き込む患者を見つけた。声をかけると、看護師をにらみつけ何かを話しているような反応があった。

患者用シナリオ①

【患者情報：75歳　男性】

いつも引き出しに入れていたはずの財布が見当たらない。クローゼットを探しても見つからず焦っている。頭がぼーっとして咳も出ており、記憶があいまいになり、どうしたらいいか困っている。誰かにとられたのかもしれないと感じているところに、若い女性が声をかけてきた。「もしかしてこの人が財布を盗んだのか？」と感じている。

【演技のポイント】

看護師に頭ごなしに否定されると興奮するが、中立な立場で接し「一緒に探しましょう」などと対応してくれると落ち着く。または、看護師が、患者が誤嚥気味で熱があることや体のだるさに気づき、休憩を勧めたり、冷やす、水分を勧めるなどのケアをしてくれると落ち着く。しかし、落ち着く薬を勧められても、問題が解決するわけではないため拒否する。

看護師用シナリオ②

69歳　女性　糖尿病精査・教育入院　「イライラしている」患者

【現病歴】

検診で高血糖を指摘され精査を勧められるも受診せず。同居している息子が結果を見て驚き、近医内科クリニックを受診させたところ、HbA1cが12.1と高値であった。当院糖尿病内科を紹介され、全身検索および血糖管理・教育のため入院となった。

【医療者情報】

入院時、息子と共に来院。汚れやシミの多い少し季節外れな服装をしていたが、本人は気にしていない様子。

生活の様子を確認しようと話しかけると一方的に話が続くことが多い。食生活の面では、本人は困ったことはないと話すが、息子に確認すると冷蔵庫に賞味期限切れの食品が目立ち廃棄することが多くなったとのこと。本人に確認すると「息子が食べると思って……」と返答する。

また、息子は「最近入浴することが減った。同じ服を着ることが多くなり、着替えるように言うと怒るため困っている」と話している。

入院後、検温やケアのため訪問するとイライラしていることが多く、血糖測定や清潔ケアを勧めても拒否することや口調がきつくなることもある。時に看護師の腕を振り払ったり、かみつこうとすることもある。

【身体状況】

BT：35.8℃　心拍数：60回前後/分　血圧：125/80mmHg　皮膚：乾燥強い

【予測指示】

不穏時：リスパダール　1mg　1錠内服

清潔ケアのために本人の部屋に訪れた。直近の血糖測定も拒否があったため、可能なら血糖測定も本人に依頼する予定である。

本人にあいさつするとイライラした様子で、看護師を見て怪訝な表情をしている。

患者用シナリオ②

【患者情報：69歳　女性】

息子に連れて来られてここに来た。知らない人ばかりで、難しいことを言ってくるため、戸惑ってしまう。体がむずむずする感じがして、じっとしていられないが、「血糖を測る」と言われ、なぜそんなことをするのか分からず嫌だなと感じている。

また、「お風呂に入りましょう」と言われると、面倒な気持ちもあるため拒否するが、さらに勧められるとうまく断れなくてイライラしてしまう。

【演技のポイント】

皮膚の乾燥による掻痒感からイライラが生じている。

看護師に難しい言葉で説明されたり、頭ごなしに入浴を強制されるとイライラした態度が続くが、かゆみは皮膚の乾燥のためであることや清潔ケアが効果的であることを分かりやすく説明してもらうと納得する。

また、やさしく手伝ってくれたり、「気持ちよくなる」などと説明されると、ほっとして穏やかな気分になりケアに応じる。

Part 7

4 研修会アンケート（研修後）

研修会アンケート（研修後）

認知症教育研修プログラムをより良いものにするために、アンケートにご協力ください。
アンケートは無記名です。

記載日：　　　年　　　月　　　日

所　属：　　　病院　　　病棟

● 本日の研修について　最も当てはまる数字に○をつけてください

(1) 今回の研修に満足している

0　1　2　3　4　5　6　7　8　9　10
全くそう思わない　とてもそう思う

(2) 認知症を理解するうえで研修は役に立った

0　1　2　3　4　5　6　7　8　9　10
全くそう思わない　とてもそう思う

(3) ほかの看護師も研修を受けることを勧める

0　1　2　3　4　5　6　7　8　9　10
全くそう思わない　とてもそう思う

(4) 今回の研修で、認知症ケアに関する基本的な知識や技術を理解できた

0　1　2　3　4　5　6　7　8　9　10
全くそう思わない　とてもそう思う

(5) 今回の研修で、認知症をもつ患者にどのようなケアを提供すべきかを理解できた

0　1　2　3　4　5　6　7　8　9　10
全くそう思わない　とてもそう思う

● 本日の研修について、ご意見・ご感想などご自由にお書きください

ご協力ありがとうございました。回答が終わりましたらスタッフへ渡してください。

Part 7
5 認知症ケアの自信に関するアンケート（研修前／研修後）

認知症ケアの自信に関するアンケート（研修前／研修後）

認知症教育研修プログラムをより良いものにするために、アンケートにご協力ください。
アンケートは無記名です。

記載日：＿＿年＿＿月＿＿日

所　属：＿＿病院＿＿病棟

以下の質問に対してどれくらい自信がありますか？　番号に○をつけてください。

1）認知症を早期に発見すること

1　2　3　4　5　6　7　8　9　10
全く自信がない　とても自信がある

2）認知症の症状分類をすること

1　2　3　4　5　6　7　8　9　10
全く自信がない　とても自信がある

3）認知症とせん妄を鑑別すること

1　2　3　4　5　6　7　8　9　10
全く自信がない　とても自信がある

4）認知症とうつ病を鑑別すること

1　2　3　4　5　6　7　8　9　10
全く自信がない　とても自信がある

5）認知症について患者の家族に説明すること

1　2　3　4　5　6　7　8　9　10
全く自信がない　とても自信がある

6）認知症について担当医に報告すること

1　2　3　4　5　6　7　8　9　10
全く自信がない　とても自信がある

7）認知症の身体治療へもたらす影響についての理解

1　2　3　4　5　6　7　8　9　10
全く自信がない　とても自信がある

8）認知症に適切な看護ケアを提供すること

1 2 3 4 5 6 7 8 9 10

全く自信がない　とても自信がある

9）認知症に対する適切な薬物療法についての理解

1 2 3 4 5 6 7 8 9 10

全く自信がない　とても自信がある

10）認知症患者に適切な療養環境を提供すること

1 2 3 4 5 6 7 8 9 10

全く自信がない　とても自信がある

11）認知機能障害に配慮したコミュニケーション

1 2 3 4 5 6 7 8 9 10

全く自信がない　とても自信がある

12）認知機能障害に配慮した意思決定支援

1 2 3 4 5 6 7 8 9 10

全く自信がない　とても自信がある

13）認知症患者への退院支援

1 2 3 4 5 6 7 8 9 10

全く自信がない　とても自信がある

14）認知症に関連する精神状態・行動をカルテなどから情報収集すること

1 2 3 4 5 6 7 8 9 10

全く自信がない　とても自信がある

15）認知症に関連する精神状態や行動を直接観察すること

1 2 3 4 5 6 7 8 9 10

全く自信がない　とても自信がある

16）「認知機能障害が疑われる」とカルテに記載すること

1 2 3 4 5 6 7 8 9 10

全く自信がない　とても自信がある

17）認知症患者の安全を確保すること

1 2 3 4 5 6 7 8 9 10

全く自信がない　とても自信がある

18）認知症に関連する情報を看護師間で記録・伝達すること

1 2 3 4 5 6 7 8 9 10

全く自信がない　とても自信がある

19）認知症に関連する情報を医師に伝達したり、対応を依頼できること

1 2 3 4 5 6 7 8 9 10

全く自信がない　とても自信がある

Part 7

6 認知症ケアの知識テスト（研修前／研修後）

認知症ケアの知識テスト（研修前／研修後）

認知症に関して、正しいと思うものには○を、間違っていると思うものには×を付けてください。

1)	認知症は急性期病院での治療に影響はほとんどない	【　】
2)	認知症はせん妄のリスク因子である	【　】
3)	認知症のある高齢者数は増加傾向である	【　】
4)	認知症は、脳に何らかの障害が起きることにより発症する	【　】
5)	認知症は意識障害を伴う	【　】
6)	認知症には記憶の障害が必ず伴う	【　】
7)	認知症は、アルツハイマー型認知症が最も多い	【　】
8)	認知症患者は、予測が立てられない、段取りを組むことができないなどの症状がみられる	【　】
9)	認知症患者は、形態や模様の認識が障害されるが、物体との距離について判断することは可能である	【　】
10)	認知症患者の食欲低下の要因として、失行や注意障害がある	【　】
11)	認知症がある人は必ず興奮を伴う行動異常が認められる	【　】
12)	行動・心理症状のように見える行動の原因に身体的苦痛がある場合がある	【　】
13)	本人から認知症の自覚症状を確認する意味はない	【　】
14)	認知症患者は、服薬の自己管理が難しくなる	【　】
15)	認知症患者は、緊急時の対応がとれなくなる	【　】
16)	認知症がある人は入院などの環境変化に脆弱である	【　】
17)	認知症の人との関わり方として、視野の外から声をかけるとよい	【　】
18)	認知症の人と話す際の環境の調整は不要である	【　】
19)	認知症患者の疼痛は過大評価されている	【　】
20)	認知症の人の痛みの評価では表情や行動などから推測することが重要	【　】
21)	認知症の症状そのものは心理的な苦痛を伴わない	【　】
22)	認知症の人はほとんど自分の希望を表明できない	【　】
23)	認知症患者は、意思決定の障害として、記憶ができないこと、比較ができないこと、今後の見通しを想像できないことなどが挙げられる	【　】
24)	認知症患者は、治療同意能力が無いため、家族の意向を優先にする	【　】
25)	認知症患者の家族への支援として、情緒的サポートと情報提供が重要である	【　】
26)	認知症患者の治療やケアの方針について、看護師間、多職種間で情報を共有する	【　】
27)	認知症がある人には医療事故防止のためできるだけ早期からの身体拘束が望まれる	【　】
28)	認知症患者の退院調整は、治療が終了してから行う	【　】

ご協力ありがとうございました。回答が終わりましたらスタッフへ渡してください。

解答は p.vi

索引
Index

— 欧文 —

— あ行 —

— か行 —

— さ行 —

― た行 ―

― な行 ―

― は行 ―

― ま行 ―

― や行 ―

― ら行 ―

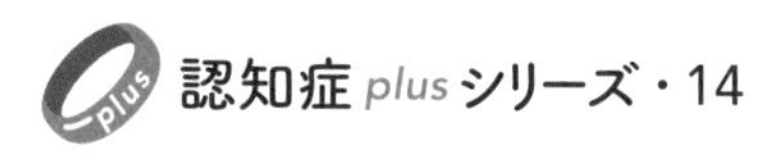

認知症 plus 院内対応と研修

ケアのポイントを短時間で効果的に学ぶプログラム

2021年6月25日　第1版第1刷発行　　〈検印省略〉
2022年8月30日　第1版第2刷発行

編集●小川朝生

発行●株式会社 日本看護協会出版会
〒150-0001　東京都渋谷区神宮前5-8-2　日本看護協会ビル4階
〈注文・問合せ/書店窓口〉Tel / 0436-23-3271　Fax / 0436-23-3272
〈編集〉Tel / 03-5319-7171
https://www.jnapc.co.jp

デザイン●大野リサ
表紙カバーイラスト●コーチはじめ
本文イラスト●岡田志歩（ことばとデザイン）
印刷●株式会社 フクイン

 ISBN 978-4-8180-2343-7